ÉLOGE DU *Dragon aux Flammes d'Amour*

Deborah Miller est non seulement une professionnelle hautement qualifiée, mais aussi une thérapeute talentueuse qui a un don particulier pour aider les parents et les enfants aux prises avec le cancer. Ce qu'enseigne Deborah leur donne l'espoir et les outils dont ils ont besoin pour guérir. Je recommande ce livre à tous ceux qui font face à une maladie difficile, enfant ou adulte. Vous tirerez un grand avantage de ses enseignements.

– Carol Tuttle, auteur à succès de *The Child Whisperer*

Ce livre est un condensé d'amour et d'affection, et est dédié, non seulement à une Technique impressionnante, mais aussi aux enfants et à leurs maladies graves. Je vous recommande vivement si vous êtes dans le Tapping, de lire ce livre avec tout votre coeur. Il y a tellement de choses encore à apprendre dans cette aventure extraordinaire qui s'appelle l'EFT.

– Till Schilling, Equateur Emocional formation

Depuis que j'ai entendu parler de son énorme travail, Deborah Miller est devenue une de mes héroïnes. Je suis très heureux, qu'elle ait publié ce livre car ce travail consacré à la guérison pourra être utilisé par un public beaucoup plus large. Avec autant de superbes exemples de Tapping à suivre, magnifiquement illustrés- ce livre est un merveilleux cadeau pour les enfants (de tous âges) face à la maladie ... et pour ceux qui les aiment.

– Brad Yates, auteur de *The Wizard Wish*

Un très beau livre où les parents, les enfants et tous ceux qui s'en occupent vont trouver un soutien au cours d'une période difficile. En enseignant le Tapping, Deborah vous donne le pouvoir d'utiliser un outil qui va vous aider à chaque étape de ce chemin.

– Jessica Ortner, producteur de la Solution Tapping
www.TheTappingSolution.com

Ce petit livre sera un cadeau incroyable pour les enfants du monde entier qui sont confrontés aux difficultés du cancer (ou autres maladies graves), ainsi qu'à leurs parents. Il résulte d'un travail efficace et de la compassion du Dr Miller [Le Dr Miller a un doctorat en biologie cellulaire et moléculaire] avec des centaines d'enfants. Il offre une documentation simple à-faire-soi-même, qui donne aux parents un outil remarquablement efficace pour aider leur enfant à faire face aux défis psychologiques du traitement du cancer et à s'en sortir.

– David Feinstein, Ph.D.
Auteur, *Energy Psychology Interactive*

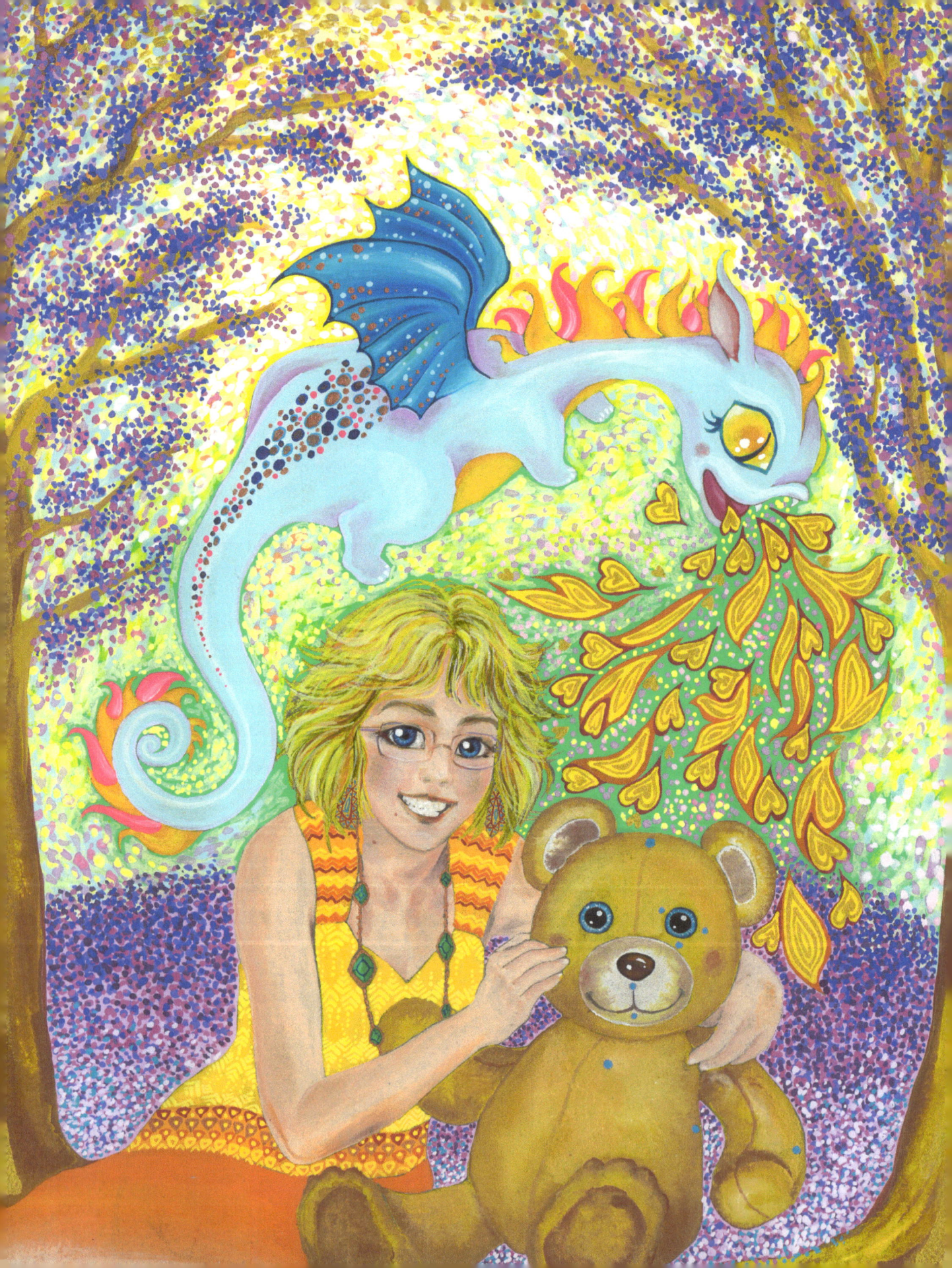

ÉLOGE DU *Dragon aux Flammes d'Amour*

Le travail de Deborah a été reconnu internationalement par un grand nombre de praticiens de la santé et avec l'arrivée de ce livre, beaucoup d'autres auront la chance de récolter les fruits de sa sagesse grâce à son dévouement dans ce domaine. Ce livre est une ressource fantastique pour tous ceux qui luttent contre le cancer en pédiatrie ou toute autre maladie mortelle d'ailleurs. Les exemples, les techniques et explications de la façon dont fonctionne l'EFT inspireront et instruiront tous ceux investis dans l'aide aux enfants et leurs familles.

– Alina Frank, Formatrice EFT

Le travail de ma chère amie Deborah est à la fois courageux et à la pointe, il vient du coeur et d'une grande puissance. Son livre, "Le Dragon Aux Flammes d'Amour" est une lecture incontournable pour toutes les familles face au défi des enfants confrontés à des maladies graves. Le soulagement, la paix et la guérison peuvent commencer dès que vous vous mettez à le lire et à Tapoter.

– Lori Leyden, Ph.D.
Fondatrice de Create Global Healing
Directrice de la Fondation The Tapping Solution

"Le Dragon aux Flammes d'Amour" est un outil précieux pour les parents d'enfants qui sont confrontés à des graves problèmes de santé. Il présente des instruments utilisables d'une manière simple et aimante. J'aime la façon dont il habilite à la fois les parents et les enfants à prendre les commandes pour réagir face aux luttes auxquelles ils sont confrontés. L'expérience et la compassion de Deborah passent tellement clairement dans ce livre facile à utiliser.

– Gene Monterastelli
Éditeur de TappingQandA.com

Le livre de Deborah Miller, "Le Dragon aux Flammes d'Amour", est un acte d'amour. Chaque page de ce livre est une invitation à faire confiance aux êtres humains, chaque histoire est l'occasion de redécouvrir l'enthousiasme, les sentiments qui l'accompagnent permettent de s'investir en pleine conscience. Avec l'EFT comme bouclier et protection, le dragon comme allié et compagnon, et Deborah dans son rôle de magicienne pleine de vie, ces histoires, ce livre, ces pages soufflent un vent doux comme une brise légère apportant la confiance dans les êtres humains et l'amour de la vie. Rapprochez-vous de ce dragon pour découvrir la chaleur de ces flammes qui sont maintenant allumées et que vous ne voudrez plus éteindre après avoir lu ce livre.

– Luis Bueno, Formateur EFT, Expert en Hypnose Ericksonienne
www.efeteando.com

Quel beau et valeureux livre! Deborah Miller a fait un travail incroyable pendant des années pour les enfants atteints de cancer. Maintenant sa sagesse, son amour et ses expériences convaincantes sont disponibles pour que le monde entier puisse en bénéficier. Je vous suggère fortement de lire ce livre aujourd'hui.

– Auteur de *The Tapping Solution*

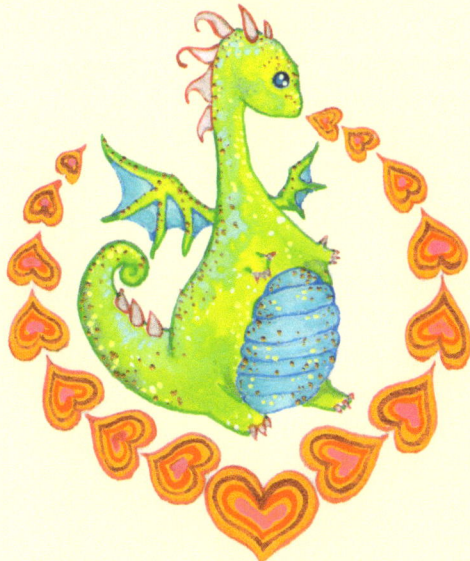

Le Dragon *aux* Flammes d'Amour

Aider les enfants
Atteints d'une maladie
grave à Améliorer leur
Qualité de Vie

Deborah D. Miller, Ph.D.

ISBN 978-0-9763200-8-1

Illustrations par: Alexandra Gapihan, http://www.alexandragapihan.com, https://www.facebook.com/pages/Moon-Risce-Estudio/176208062409431

Copie Publiée par: Deborah-Miriam Leff, PickyPickyPicky.net

Conception graphique: Deborah Perdue, www.illuminationgraphics.com

Traduction Française: Françoise Vaché Praticienne EFT CC, eft-freequence-nantes.moonfruit.com

Correctrice: Marie-France Gardahaut, Marie-France.Gardahaut@univ-nantes.fr

---

Pour plus d'informations:
www.OaxacaProject.com
www.FindTheLightWithin.com
ddmiller7@FindTheLightWithin.com

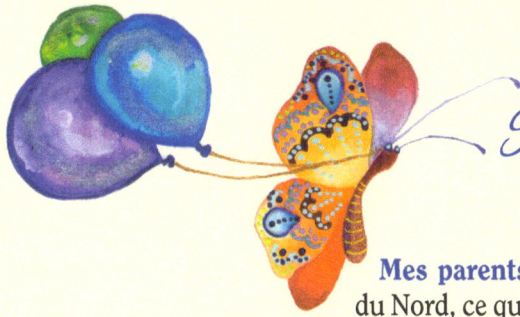

Remerciements et Reconnaissance

Je voudrais exprimer ma gratitude aux personnes suivantes:

Mes parents, Eldor et Ida Miller, pour m'avoir élevée dans une ferme du Dakota du Nord, ce qui m'a donné un amour et un respect profond pour tous les êtres vivants, et m'avoir conduite sur la voie de la thérapie alternative quand j'étais adolescente.

Vera Malbaski pour avoir traduit ces histoires en espagnol avec la précision et l'attention à la formulation et à son amitié infaillible.

Till Schilling pour son amitié et son soutien extraordinaire, ainsi que pour la création de TappyBear, qui a joué un rôle important dans mon travail avec les enfants atteints d'un cancer.

Alexandra Gapihan pour la création avec tellement d'amour et d'attention de ces magnifiques illustrations basées sur les enfants avec lesquels j'ai travaillé, et pour son extraordinaire talent à utiliser la couleur, la texture et son imagination pour rendre la présentation de cette connaissance enchanteresse aussi bien pour les enfants que les adultes.

Sara Roberts pour ce beau travail d'édition de la version espagnole de ce livre, en utilisant sa perspicacité et son attention au détail, afin de rendre le texte clair, concis et et d'accès facile.

Deborah-Miriam Leff pour son amitié, l'édition minutieuse de la version anglaise de ce livre et pour son aptitude à en parfaire la présentation finale.

Deborah Perdue pour la conception graphique de ce livre qui le valorise et met en avant son contenu et ses illustrations le rendant plaisant à regarder et amusant à lire.

Ana Maria, Adriana A., Jennifer, Adriana F., Kathilyn, Emilio et tous ceux qui m'ont soutenue dans mon désir de créer ce livre.

Maribel Martínez Ruiz pour son soutien financier à la préparation de ce livre, et sa foi en moi et en ce projet qui rend hommage à son désir d'aider les mères à élever leurs enfants de manière encore plus aimante.

Dr. Armando Hernández Quero, Chef du service d'oncologie à l'Hôpital Général Aurelio Valdivieso à Oaxaca, au Mexique, pour son ouverture d'esprit et sa prise de conscience des besoins émotionnels des enfants malades, et de m'avoir donné accès à ces enfants, aux médecins, aux infirmières et à l'hôpital.

Dr. Karla Gómez Márquez, oncologue, dont le soutien indéfectible me permet de continuer à travailler avec les enfants, leurs familles et le personnel médical.

Irais Pacheco, infirmière en chef, pour permettre aux infirmières de travailler avec moi.

Gary Craig pour la création de cette puissante technique, mais simple à utiliser qui a transformé ma vie et celle de tant d'autres.

Les parents des enfants pour avoir ouvert leurs coeurs et m'autoriser à les aider ainsi que leurs enfants.

Les enfants - les plus braves, les plus incroyables âmes que je connaisse-pour leur beauté, leur joie et leur amour dans ce parcours de guérison, et leur façon dont ils touchent profondément mon cœur et mon âme. Je serai éternellement reconnaissante à chacun d'entre eux.

TABLE DES MATIÈRES

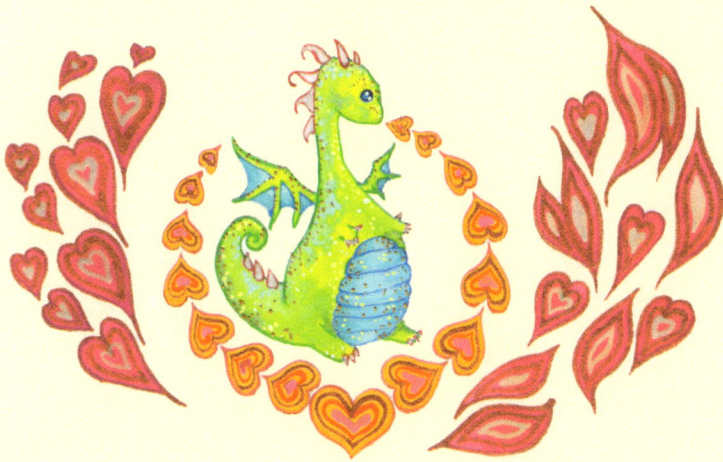

INTRODUCTION

D ans ce livre, j'explique comment j'en suis venue à travailler avec les enfants atteints de cancer dans une structure hospitalière. Je partage mon expérience, ma connaissance et mes souhaits avec vous qui êtes parents et vos enfants, et je décris comment la technique EFT fonctionne. Ceci est suivi par une description des effets de l'EFT sur la vie quotidienne des enfants atteints de cancer. (" L'EFT" et le " Tapping" sont exactement la même chose, et ces termes sont utilisés de façon interchangeable tout au long de ce livre).

Le livre contient les histoires et les phrases réelles que j'ai utilisées en pratiquant l'EFT avec les enfants. Nous avons utilisé l'EFT pour des situations particulières et variées qu'un enfant atteint de cancer ou bien d'une maladie grave rencontre au cours des traitements – par exemple, recevoir une injection. En faisant le " Tapping" (en tapotant), l'enfant se détend et les veines ont tendance à aller plus en surface. Cela est plus facile d'insérer l'aiguille. Ne préférez-vous pas que votre enfant soit piqué une seule fois par l'aiguille plutôt que trois ou quatre fois.

Vous trouverez dans les récits des expériences réelles ayant fonctionné avec des enfants atteints de cancer des informations précises utilisables pour votre propre enfant. Ces histoires montrent comment cette technique aident ces enfants à se sentir mieux leur permettant de se souffrir moins, émotionnellement et physiquement, et leur donne tout pouvoir pour participer à leur propre voyage de guérison.

C'est un fait bien connu et généralement accepté qu'une partie essentielle du processus de guérison d'une maladie grave réside dans une attitude mentale positive, l'état mental affectant la physiologie du corps. En conséquence, des techniques telles que l'EFT peuvent jouer un rôle vital dans l'aide des patients – et dans ce cas, les enfants – qui se remettent d'un cancer et ceux considérés physiquement comme guéris. Quel que soit le cas on peut réduire la souffrance émotionnelle et physique, augmenter le bien-être, la joie, la paix et l'amour avec l'EFT, en créant la qualité de vie que mérite chaque enfant.

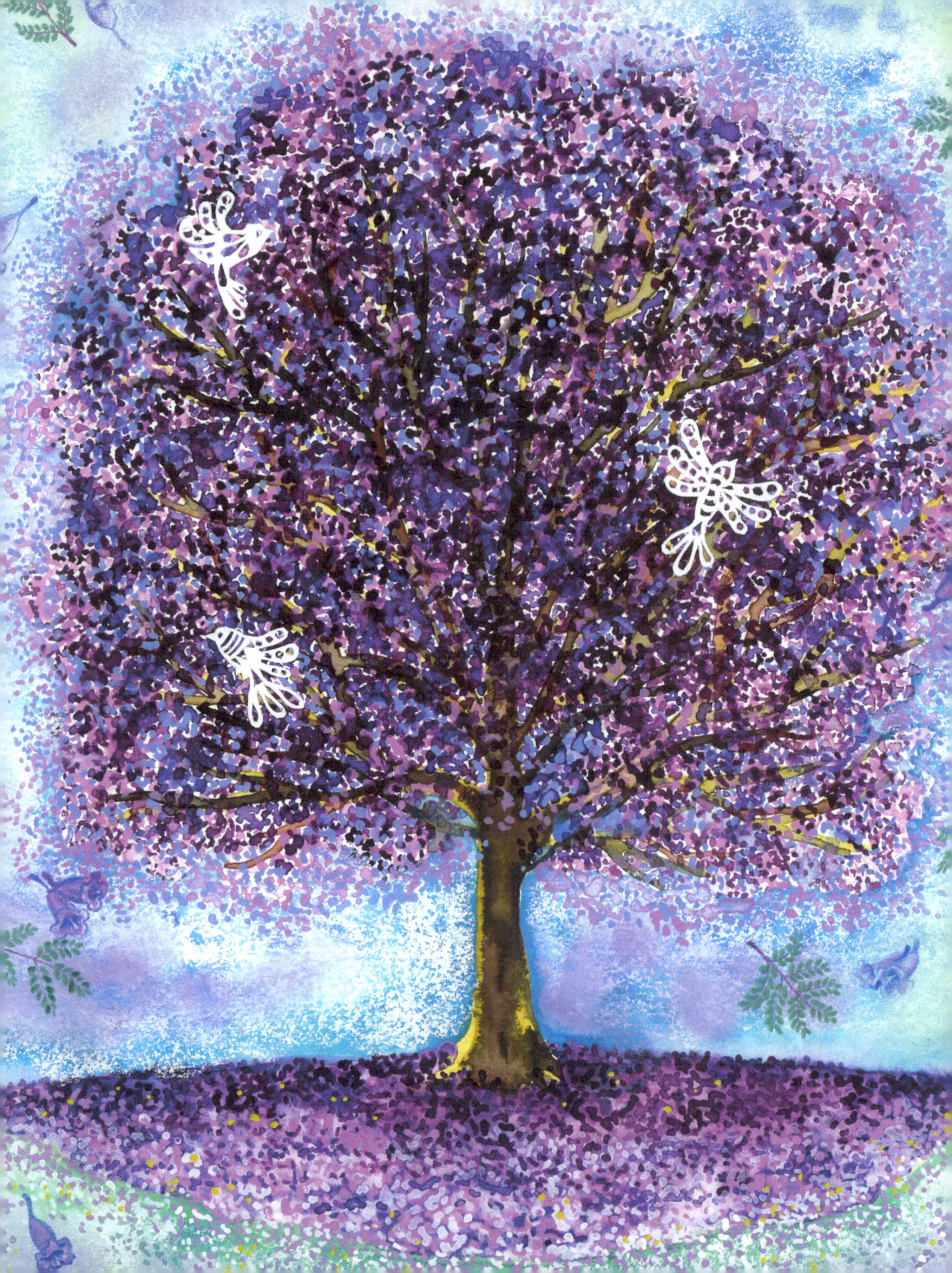

AVANT-PROPOS

Mon désir le plus profond c'est de faire en sorte que le plus d'enfants possibles souffrant de maladies graves puissent se sentir plus forts et capables de gérer tout ce qu'ils rencontrent au cours de ce parcours dans la maladie. Cette incroyable opportunité m'a été offerte lorsque j'ai été invitée à travailler avec des enfants cancéreux dans une structure hospitalière en Septembre 2007. Depuis, je me rends à cet hôpital chaque semaine, du Lundi au Vendredi. Au moment où j'écris, j'ai travaillé avec quelques 350 enfants, de un mois à dix huit ans. Ces enfants ont affronté les types de maladies suivants: Leucémies Myéloïdes et Lymphocytes chroniques et aiguës, Lymphomes, Ostéosarcomes, carcinomes Hépatocellulaires; tumeurs du cerveau, de l'estomac, du foie, de la gorge, des poumons, des ovaires, des testicules, des yeux, les tissus mous et les reins ; le lymphome d'Hodgkin, la tumeur de Wilms, le sarcome d'Ewing, le Rhabdomyosarcome, l'Hémophilie de la cellule de Sickle.

J'ai aidé ces enfants et leurs familles à gérer le choc des diagnostiques, ainsi que les sentiments de peur, tristesse, colère, frustration, découragement, impuissance qu'ils rencontraient. Je les ai aidés à évacuer leurs plus profondes souffrances physiques et émotionnelles associées à une maladie grave en utilisant des techniques spécifiques leur permettant de réduire leurs douleurs et leurs symptômes et renforcer leurs systèmes immunitaires. J'enseigne aux enfants comment utiliser la Technique de Libération Émotionnelle (l'EFT ou Tapping) sur eux-mêmes, pour réduire leurs douleurs et leurs souffrances, et en même temps améliorer leur capacité à contrôler leurs émotions. Un des grands avantages de l'EFT c'est que c'est rapide et facile à utiliser. En un temps très court – quelques minutes – un enfant peut se détendre et sourire, jouer ou dormir paisiblement. Les résultats sont impressionnants, et aident les personnes à s'assumer et c'est profondément touchant à voir.

Ces enfants, et l'expérience que j'ai partagée avec eux, m'ont tant appris. Ils m'ont donné l'inspiration pour écrire ce livre et pouvoir partager la connaissance que j'ai acquise avec encore plus d'enfants et de familles dans le monde entier. De ce fait, mon souhait est qu' encore un plus grand nombre d'enfants atteints de maladies graves puissent apprendre à améliorer leur qualité de vie d'une façon tout à la fois efficace, douce et facile.

Les histoires racontées dans ce livre sont basées sur ma connaissance et mon expérience personnelle. Elles font état des compétences et des techniques utilisées en situations réelles, lorsque je fais le Tapping avec les enfants cancéreux. Mon désir est d'offrir aux enfants, à leurs parents et aux membres de leurs familles les outils, ainsi que l'espoir, de changer l'expérience dans sa totalité lorsqu'ils affrontent une maladie grave. La souffrance n'est plus une expérience obligatoire, mais tout peut évoluer et changer vers une plus grande facilité, une délivrance et même la joie et le rire.. C'est possible – je l'ai vu.

Des techniques telles que l'EFT donnent de la force à l'enfant et aux membres de sa famille leur permettant de faire les bons choix. Lorsque nous avons les outils et les connaissances pour améliorer notre état émotionnel, nous nous sentons plus autonomes et apaisés. Les conséquences sont positives en terme de rétablissement, notre corps est ainsi capable de se centrer sur sa propre puissance de guérison. Cette puissance intérieure peut changer tout le vécu au mieux, et peut ainsi changer le résultat.

Donner de l'espoir aux enfants qui ont une maladie grave est l'un des plus beaux cadeaux que nous pouvons offrir. Cela change leur vision des choses et leur désir d'aller mieux, et leur permet de mieux contrôler ce qu'ils pensent et ressentent. Tout cela est complémentaire à leurs traitements médicaux et peut aider à les rendre plus efficaces.

Vous verrez à quel point ce programme est précieux pour les enfants et les familles qui sont à l'hôpital souffrant d'une maladie quelle qu'elle soit, pas seulement une maladie grave comme le cancer. En plus de vous offrir un outil pour vous aider à soutenir votre enfant et votre famille pendant le temps de la maladie, mon désir sincère est que ce livre vous inspire pour réaliser comment vous pourriez m'aider à créer plus de programmes similaires dans tous les hôpitaux. Lorsque vous aurez terminé cette lecture, et que vous aurez pratiqué le Tapping, je partagerai avec vous les moyens que vous pourrez utiliser pour soutenir cette merveilleuse vision .

Puissiez-vous être inspiré pour faire partie de cette vision

Namaste,
Deborah

COMMENT J'EN SUIS ARRIVÉE À UTILISER L'EFT SUR LES ENFANTS CANCÉREUX À L'HOPITAL

La vie vous entraîne vers de nombreuses directions et dont certaines nous mènent vers des expériences les plus incroyables, tel que mon parcours à l'hôpital pour aider les enfants cancéreux.

Comment peut-on commencer un tel projet aussi vaste, intense comme l'utilisation de l'EFT sur les enfants atteints de cancer dans un hôpital parmi tant d'autres? Aussi étonnant que ce soit, ça a commencé de la manière la plus simple. J'ai été invité à participer à la Collecte de Fonds pour les Enfants Atteints de Cancer dans un parc local en Juillet 2007, je venais de recevoir mon nouveau TappyBear - l'ours en peluche avec des points de Tapping – et j'avais hâte de voir comment les enfants allaient réagir. J'avais déjà travaillé avec des enfants, mais jamais les enfants atteints de cancer, et je n'étais pas préparée à la vue d'enfants dans leurs blouses vert pâle, avec des intraveineuses, couchés sur des tapis installés dans le parc. J'y étais allé ce jour-là en pensant: "Allons voir comment ça se passe. Je vais donner un coup de main pendant quelques heures et aider certains enfants à aller un peu mieux." Cette idée toute simple, m'a conduite à un projet de vie qui continue à croître et à remplir mon cœur d'amour.

Ce que j'ai vécu ce jour-là fut un réel plaisir. Nous étions dans un parc, avec les enfants allongés sur des petits lits dans des tentes de fortune. C'est assez frappant de voir ces beaux enfants dans des blouses vert pâle avec peu ou pas de cheveux, certains calmes, d'autres très faibles, certains avec des perfusions, certains silencieux, ou distants.

J'ai travaillé avec quatre enfants ce jour-là. La première fut Cinthia. Elle avait le visage très rond, et même si elle ne voyait pas bien d'un œil, elle était particulièrement attentive.

Je me souviens de cette rencontre avec une telle clarté, car elle a touché mon cœur. Je me suis présentée et je lui ai dit que TappyBear était mon assistant et que nous étions venus pour l'aider à aller mieux. Elle a souri et était prête à essayer l'EFT en particulier parce que l'utilisation de TappyBear lui semblait amusante. En faisant de l'EFT ensemble elle s'est sentie nettement plus détendue et son malaise a diminué. J'étais heureuse, car c'était un début tellement encourageant.

Avec les autres enfants, les réussites étaient variables.

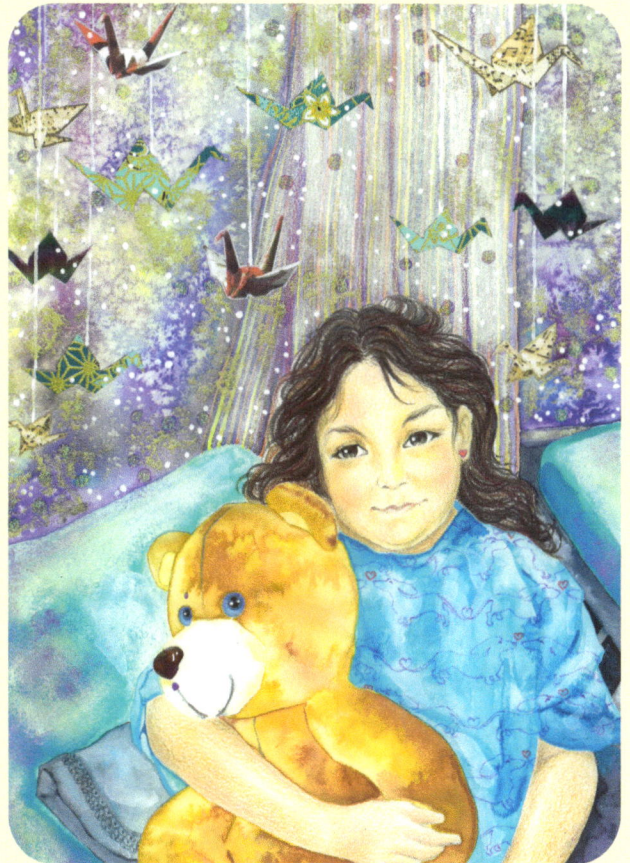

Cinthia – le premier enfant avec lequel j'ai utilisé TappyBear dans le parc.

L'un d'entre eux était ouvert à l'EFT, tandis que l'autre était encore sous le choc d'avoir appris qu'elle avait la leucémie. J'ai tapoté avec ses parents et j'ai vraiment trouvé que ça leur avait apporté un soulagement appréciable. Un autre enfant s'est montré plus réservé. Pourtant, chaque enfant s'est détendu d'une manière ou d'une autre. Dans chaque cas, TappyBear était une manière douce et agréable d'approcher ces enfants, tellement différente de leur expérience des aiguilles et des médicaments dans ce milieu hospitalier.

Après avoir tapoté avec les enfants dans le parc lors de collecte de fonds, j'ai abordé le médecin responsable du service de cancérologie. Je lui ai fait remarquer que ce serait intéressant d'appliquer l'EFT au sein de l'hôpital. Il était d'accord. Quand je suis rentrée chez moi ce jour-là, je me suis demandé pourquoi j'avais suggéré ça- je n'avais jamais imaginé auparavant travailler avec des enfants atteints de cancer. Mais parfois, un engagement du plus profond du cœur, et la mission de notre vie, guident nos paroles, comme ce fut le cas ici. Il fallait le temps de la réflexion, à la fois pour le médecin et pour moi-même. Cela a pris deux mois avant que nous réussissions à nous contacter à nouveau. Le jour où nous nous sommes finalement rencontrés, le 14 Septembre 2007, est un jour mémorable pour moi. Ce fut dans ma vie le début d'un voyage et d'un apprentissage encore plus important.

Cela a commencé assez simplement, avec le médecin nous avons discuté de l'EFT et des besoins de ces enfants en plus des traitements physiques qu'ils recevaient à l'hôpital. Comprenant à quel point ces enfants et leurs familles avaient besoin de soutien sur le plan émotionnel, il m'a donné toute liberté de faire tout ce que je pouvais avec l'EFT - et avec mon fidèle TappyBear, c'est ce que j'ai fait.

J'ai commencé par expliquer et enseigner l'EFT au personnel infirmier, car ils sont en contact direct et quotidien avec les enfant. Je voulais qu'ils sachent exactement ce que je faisais, afin qu'ils ne soient pas surpris par le drôle d'ours en peluche que j'allais utiliser, ainsi que par l'expérimentation de l'EFT pour eux-mêmes. Je les ai amenés à faire quelques séquences d'EFT et tout s'est terminé dans les rires, les bâillements et la détente. Cela a créé une belle relation entre ces infirmières, qui s'occupent avec tant d'assiduité des enfants, et moi-même.

Au début, quand j'ai rencontré les infirmières, j'ai pu constater à quel point elles étaient stressées et fatiguées par l'énorme charge de travail qu'elles subissaient à s'occuper de ces enfants, d'autant plus qu'en s'attachant trop à l'un ou l'autre c'est difficile et cela a des conséquences émotionnelles s'il ne survit pas. Je crois vraiment que le lien avec les infirmières a été l'une des clés de la réussite, que leur soutien s'est révélé déterminent pour l'hôpital. Elles m'ont autorisée à travailler en toute liberté, à la fois avec elles et avec les enfants.

Quand je suis arrivée au service d'oncologie des enfants de l'hôpital, à ma grande surprise, la première petite fille que j'ai vue c'était Cinthia. Elle était contente de me voir avec TappyBear dans le sac bleu sur mon épaule. Elle m'a dit avec enthousiasme qu'elle se souvenait comment tapoter, qu'elle avait montré à son père comment faire, et désormais ils tapotaient ensemble. C'était merveilleux qu'après dix minutes de Tapping avec moi, elle pouvait en reconnaître son efficacité, l'utiliser et enseigner à quelqu'un d'autre comment le faire avec elle. Elle a été la première à bénéficier d'un TappyBear, et j'ai su tout de suite que j'en aurais besoin de beaucoup plus encore. Jusqu'à présent, j'ai été en mesure de donner à plus de 150 enfants atteints de cancer leurs propres TappyBears. À chaque fois que je donne un TappyBear à un enfant, je vois les autres enfants me regarder avec l'espoir plein les yeux que le prochain sera pour eux.

PREMIERES PERCEPTIONS

Lorsque j'ai commencé, le service de cancérologie des enfants avait une salle d'attente, où jusqu'à vingt-cinq parents et enfants attendaient pour recevoir les traitements, deux chambres avec des lits. L'une d'elles en avait trois, et l'autre six.

Le premier jour quand j'ai pénétré dans la salle, j'ai été submergée par le sentiment de tristesse, de douleur, de misère et de peur que je percevais, comme si je me heurtais un mur chargé de ces émotions. J'ai vu une mère et son enfant, blottis l'un contre l'autre, angoissés, dans un coin, et il y avait environ trente autres personnes dans la salle dans un état similaire. Je pouvais percevoir qu'ils se sentaient tous isolés dans leur propre misère. C'était une image déprimante de solitude, d'isolement qui m'a profondément attristée.

Avec Cinthia et TappyBear comme ambassadeur, j'ai commencé à lâcher mes doutes quant à la possibilité de faire du Tapping à l'hôpital et je me suis assise pour tapoter avec elle, observées par les autres. Le sourire de Cinthia était la preuve plus que suffisante que ce n'était que le début.

Lorsque j'ai commencé à utiliser l'EFT, les enfants et les parents qui tapotaient avec moi ont commencé à ressentir un soulagement à de nombreux niveaux. Au fil du temps, alors que de plus en plus d'enfants et de parents apprenaient l'EFT, l'ambiance dans le service changé et s'est améliorée progressivement.

CHANGEMENTS PERCEPTIBLES

Un matin, je suis entrée et quatre enfants avec leurs parents étaient en train de prendre le petit-déjeuner ensemble et riaient. C'était tellement étonnant que même le médecin m'en a fait la remarque.

Lors d'une autre visite, les enfants étaient en train de jouer ensemble ou tous seuls, alors que jusqu'à présent j'avais observé un manque d'énergie ou d'intérêt pour les autres. Et là ils riaient et se parlaient. Ils faisaient des puzzles, des dessins et des coloriages. Ils jouaient au ballon et faisaient des constructions avec des Lego.

Un autre changement aussi c'était que les parents se parlaient, partageaient leurs expériences et s'entraidaient. Une mère m'a dit qu'avant d'apprendre l'EFT elle était incapable d'aider quelqu'un d'autre. Elle était tellement absorbée dans ses problèmes avec son propre enfant, qu'elle était même incapable de remarquer ce que les autres vivaient, encore moins de les aider. Maintenant, elle se le permettait, parce qu'elle se sentait calme et plus détendue face au cancer de son enfant. En fait, elle est actuellement l'une des mères qui a changé et aide les autres enfants et leurs parents.

L'autre aspect qui m'a étonnée c'était que les infirmières étaient devenues plus détendues et qu'elles commençaient à prendre plaisir à échanger avec les enfants qui n'avaient plus peur (ou avaient moins peur) d'elles ou des traitements qu'elles leur donnaient.

Une délicieuse coïncidence, le seul endroit dans tout l'hôpital qui avait été repeint c'était le service pédiatrique de cancérologie. Il est passé des murs d'un gris terne avec des portes bleu foncé, à des couleurs vives et attrayantes telles qu'un beau jaune pâle avec des frises d'animaux en peluche ou des murs bleu clair avec des scènes de mer.

Les parents eux-mêmes montrèrent nettement moins d'angoisse et de peur, de sorte qu'ils pouvaient se permettent d'être joyeux avec leurs enfants.

Un des plus beaux résultats de l'utilisation de l'EFT, le médecin et les infirmières ont trouvé que les enfants se soumettaient de plus en plus facilement à la prise de leurs médicaments ou venaient sans réticence à l'hôpital pour les traitements et les injections.

Le changement le plus remarquable c'est que maintenant, quand je rentre dans le service, l'atmosphère est légère et agréable. La présence et la gravité de la maladie sont toujours là, mais la peur intense n'y est plus, ni l'incapacité à la gérer. On entend maintenant régulièrement des rires qui s'échappent du service.

Pour moi, ces seuls changements valaient la peine d'offrir l'EFT à l'hôpital.

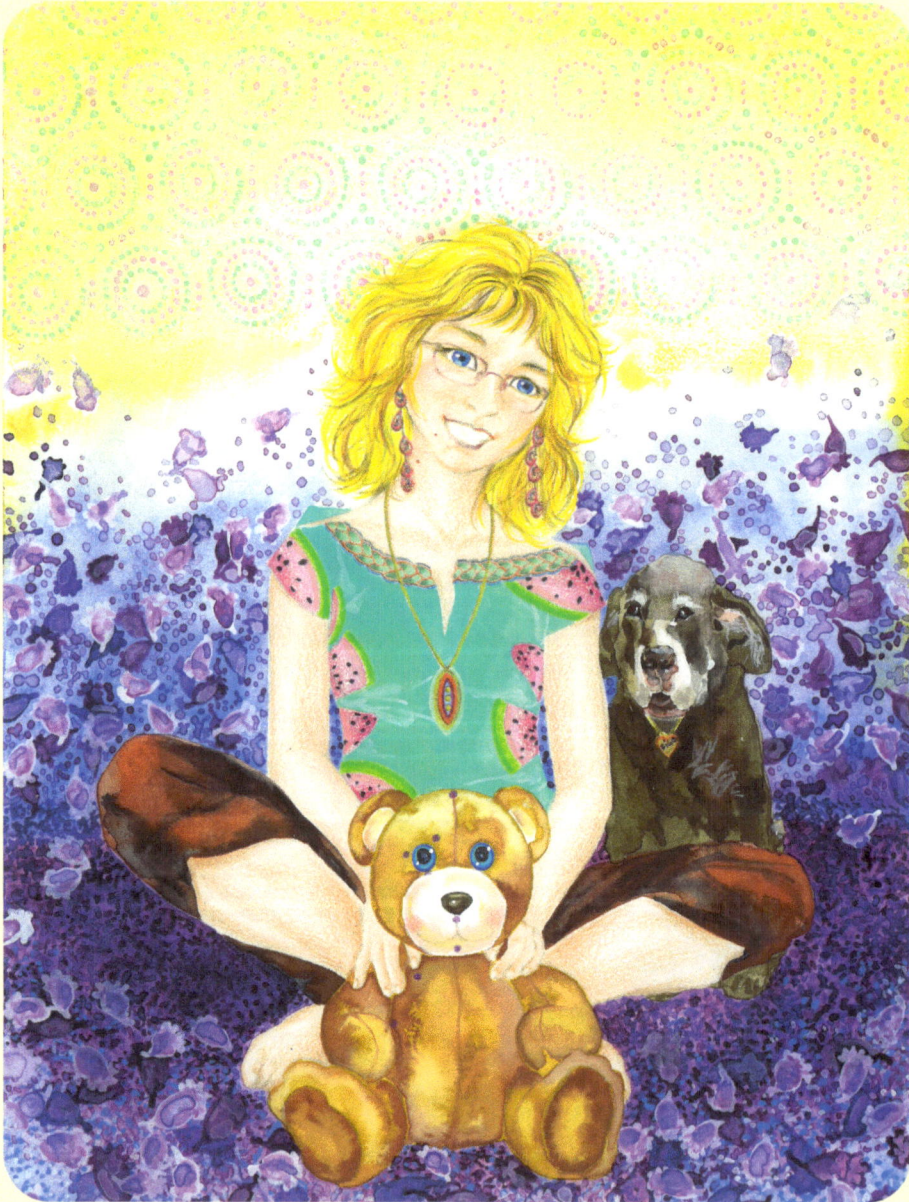

QU'EST-CE QUE L'EFT (EMOTIONAL FREEDOM TECHNIQUES) OU TAPPING?

L'EFT ou Tapping est décrit comme " l'acupuncture pour les émotions, sans les aiguilles. " Elle a ses racines dans la médecine chinoise ancienne et la science moderne de la kinésiologie appliquée. Il s'agit d'une technique simple, douce, mais puissante que les enfants et leurs familles peuvent utiliser pour gérer leurs émotions, peurs, traumatismes et même la douleur physique. On utilise un léger tapotement avec les doigts sur des points spécifiques du visage et du corps tout en se concentrant sur un problème spécifique, comme la peur, et en disant des phrases concernant cette peur. Cela efface le déséquilibre énergétique et émotionnel dans le corps créé par cette peur.

Comment cela peut-il se faire? Et bien, le système de fonctionnement de l'organisme est à la fois électrique et chimique. Ainsi, le Tapping stimule le système électrique de façon positive, qui à son tour stimule le système chimique naturel du corps. Au lieu de produire des hormones du stress et des produits chimiques qui affaiblissent le système immunitaire, l'organisme en produit alors qui apportent détente et guérison et qui renforcent le système immunitaire et améliorent la santé.

Mais d'abord, un petit retour en arrière sur les systèmes nerveux sympathique et parasympathique. Le système nerveux sympathique du cerveau libère les hormones de stress, comme le cortisol et l'adrénaline, en réponse à un danger réel, ainsi qu'à nos émotions négatives et de peur. Elles préparent ainsi le corps au combat ou la fuite en augmentant le rythme cardiaque, et préparent les muscles à l'activité physique et au reste. Si le corps est perpétuellement sous pression en état d'alerte, on devient plus vulnérable à la maladie, puisque ce stress chronique va réduire la force globale du système immunitaire.

D'autre part le système nerveux parasympathique, prépare le corps à la détente, à la régénération des cellules et à la digestion, ce qui renforce le système immunitaire. Des études scientifiques ont montré que l'EFT est utile dans la gestion d'un état émotionnel et physique en réduisant la quantité de cortisol libérée dans le corps (voir les références), aidant ainsi le système nerveux parasympathique.

LA GUÉRISON PHYSIQUE AUGMENTE AVEC UNE ATTITUDE POSITIVE

Lorsque l'on traite une maladie grave, il est important d'avoir un système immunitaire fort afin de faciliter la guérison. Il est bien connu qu'une attitude positive, joyeuse renforce le système immunitaire. La réduction des sentiments de peur, d'angoisse, de colère et de contrariété joue un rôle important en aidant le corps à se remettre d'une maladie grave.

Comme cela a été dit plus haut, il a été scientifiquement démontré (voir les références) que l'EFT ou Tapping peut calmer le système nerveux sympathique réduisant ainsi les hormones de stress comme le cortisol. Ce faisant, il permet au système nerveux parasympathique d'activer le processus de régénération, calmer l'esprit et le corps et stimuler le système immunitaire. La voie naturelle par défaut de l'organisme est de guérir. Avec l'EFT, il est possible d'accompagner ce processus naturel et aussi de se sentir bien émotionnellement.

EXEMPLES CONCRETS

Les récits que je rapporte dans ce livre sont basés sur le vécu d'enfants avec lesquels j'ai travaillé en milieu hospitalier. Ces enfants ont été confrontés à des situations de la vie incroyablement difficiles, allant de la fièvre à la douleur et à l'éventualité de la mort. Ils ont utilisé l'EFT ou Tapping pour se détendre, réduire la douleur et se sentir bien émotionnellement.

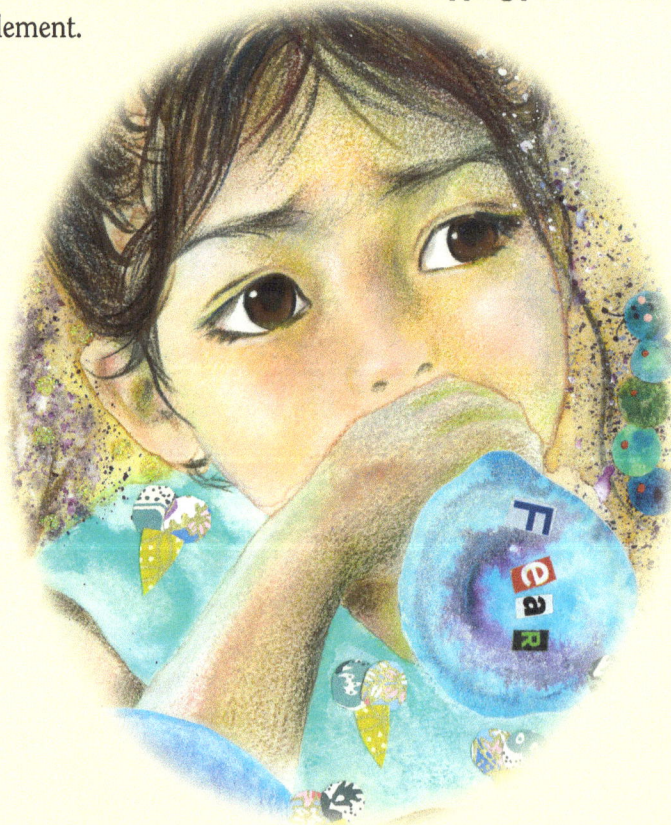

L'EFT EN HOPITAL - AMÉLIORER LA QUALITE DE VIE D'ENFANTS CANCÉREUX

Comment gérer les émotions qui se présentent lorsque son enfant est atteint d'une maladie grave comme le cancer? Toute personne face à cette situation sait qu'il y a de nombreux moments de peur, d'angoisse, de stress, de douleur, de colère, de frustration et bien d'autres choses. Savoir comment gérer ces émotions permet aux personnes d'améliorer leur qualité de vie tout au long du processus dans ce parcours avec la maladie.

Il existe de nombreux facteurs de stress pour les enfants et les membres de leur famille dans tout milieu hospitalier. Il n'y a pas que la douleur physique et l'inquiétude, ils sont souvent loin de chez eux et de leur entourage, rajoutant parfois plus de peur et de sentiment d'exclusion à ce qu'ils vivent.

Toutefois, lorsque les enfants et leurs parents disposent d'un outil, comme l'EFT, qu'ils peuvent utiliser pour les aider à gérer leurs émotions et leur permettre de choisir de se sentir apaisé, fort et efficace, ils forment leur esprit et leur corps à se sentir mieux aussi.

POURQUOI EST-IL IMPORTANT DE GÉRER LES ÉMOTIONS DIFFICILES RÉSULTANT DE LA MALADIE?

Comme il l'a été mentionné auparavant, améliorer son humeur améliore également le système immunitaire. Si un enfant est triste et déprimé, son système immunitaire est affaibli. L'inverse est également vrai: si un enfant se sent heureux et joyeux, son système immunitaire est renforcé.

En utilisant l'EFT, les enfants libèrent peurs, angoisses et douleurs associées au cancer. Cela les aide à se préparer aux traitements qu'ils vont recevoir et à choisir de se détendre, et rendant ainsi ces procédures plus faciles et plus agréables. L'EFT est totalement complémentaire à tous les traitements médicaux donnés, ce qui signifie qu'il n'y a pas d'effets secondaires ou d'interactions négatives à l'utilser.

LES BIENFAITS DU TAPPING AVEC LES ENFANTS

♥ Réduit le stress et la peur
♥ Réduit la douleur et les nausées
♥ Facilite l'insertion d'une injection
♥ Améliore l'humeur
♥ Donne à l'enfant un sentiment de responsabilisation

♥ Aide l'enfant à visualiser son processus de guérison
♥ Lui fournit un outil pour gérer ses émotions
♥ C'est amusant à faire et ça fait du bien

LES BIENFAITS DU TAPPING AVEC LES MEMBRES DE LA FAMILLE

♥ Réduit le stress, l'angoisse et l'inquiétude
♥ Donne aux parents un outil utile pour gérer et améliorer leurs émotions pour soutenir leur enfant à supporter une grave maladie
♥ Donne aux parents un outil utile pour gérer et améliorer leurs émotions
♥ Permet aux parents d'être plus présents pour leurs enfants

UN OUTIL QUE VOTRE ENFANT PEUT UTILISER POUR LÂCHER PEUR ET CHAGRIN

Imaginez un enfant qui a peur et qui est angoissé, qui se calme et commence à jouer. C'est exactement ce qui arrive quand ces enfants utilisent le Tapping.

On n'a pas besoin de souffrir pour guérir. Le processus de guérison peut se faire dans la paix, la joie, l'amour et le rire. Le Tapping est une technique qui contribue à rendre cela possible.

A QUOI S'ATTENDRE – EN PRÉSENTANT L'EFT AUX ENFANTS, ET LES BIENFAITS ULTÉRIEURS

Ce livre offre des récits et des séquences de Tapping spécifiquement liés à différents défis auxquels les jeunes enfants sont confrontés face au cancer. Tout, de la peur à la tristesse, de la douleur et au faible fonctionnement du système immunitaire, est traité dans les dix récits qui suivent. Vous découvrirez que vous pouvez tout simplement lire et tapoter en utilisant les récits en même temps avec votre enfant. Vous êtes invités à répondre aux questions posées et suivre les suggestions sur la façon de faire de sorte que ces histoires soient plus étroitement liées à ses besoins.

Je présente généralement l'EFT aux plus jeunes enfants en leur demandant s'ils sont au courant qu'ils ont des "Doigts Magiques". La plupart d'entre eux ouvrent de grands yeux et secouent la tête pour dire non. Je leur demande s'ils aimeraient apprendre à utiliser leurs doigts magiques et ils hochent la tête avec enthousiasme pour dire oui. À partir de là, je leur montre comment tapoter en Tapotant sur moi ou sur eux, avec des phrases amusantes et des sujets qui leur donnent une bonne estime de soi. Par exemple, "Je suis un enfant super", "Je suis un garçon / fille merveilleuse," ou "je suis incroyable."

Avec les enfants plus âgés, je vais expliquer comment ils peuvent contrôler leurs émotions, pour se sentir plus fort. J'utilise leurs propres mots et leurs propres images pour les aider à communiquer avec leurs émotions afin de libérer tout traumatisme et pour se détendre. Si c'est nécessaire, je peux leur expliquer en termes scientifiques simples, comment l'EFT fonctionne.

Je trouve que la plupart des enfants sont ouverts à faire des choses amusantes comme le Tapping, surtout s'ils se sentent mieux pendant ou après l'avoir fait.

Il est essentiel de faire en sorte que les enfants utilisent leur imagination. Ils peuvent l'utiliser pour s'imaginer sans douleur, avoir guéri leur corps, se sentir plus heureux, ou faire des blagues. Faites en sorte que votre enfant s'amuse à faire du Tapping –jouez avec, changez ce que vous voulez et faites les phrases qui lui seront propres. Amusez-vous avec le Tapping et laissez-vous entraîner dans des émotions surprenantes qui sont en vous, en ramenant la joie et le rire.

Rire est en soi bénéfique pour la santé et c'est important dans le processus de guérison. Il permet au corps de stimuler le système immunitaire en diminuant les hormones de stress et augmentant le nombre de cellules immunitaires et d'anticorps. Il détend le corps et lâche les tensions physiques, et augmente l'afflux de sang. Rire permet également au corps de libérer des endorphines, soulageant temporairement la douleur et favorisant un sentiment de bien-être.

Depuis que j'ai commencé à utiliser l'EFT ou Tapping à l'hôpital, on entend souvent résonner le rire dans le service de cancérologie des enfants.

CE QU'IL FAUT SAVOIR EN UTILISANT L'EFT AVEC DES ENFANTS

On peut vraiment tout faire avec le Tapping. J'utilise beaucoup d'images avec cette technique, parce que les enfants sont très visuels. Beaucoup ne savent pas ce qu'ils ressentent, mais ils peuvent identifier une couleur ou une forme pour le représenter. Il suffit de leur demander: " De quelle couleur est la douleur ou quelle forme a-t-elle?" "De quelle couleur ou de quelle forme est la chose, l'émotion ou la personne qui te dérange?" Ensuite, ils peuvent tapoter pour transformer la couleur ou la forme de quelque chose de laid ou de désagréable en quelque chose de beau pour se sentir mieux.

Soyez conscient que chaque enfant est unique et donc la manière dont il utilise l'EFT sera également unique pour lui. Il y a des enfants qui, à partir du moment où vous mentionnez les Doigts Magiques, sont partis à tapoter. Ils vont continuer à tapoter avec vous ou tout seul. Ils vont vraiment s'amuser. D'autres enfants sont plus craintifs et il leur faudra du temps pour vous faire confiance et adhérer à cette technique, mais quand ils commencent à se sentir en sécurité et à se sentir mieux à tous les niveaux, ils continueront aussi. Certains enfants sont résistants au Tapping parce qu'ils pensent que c'est un peu "bizarre", mais en privé, ils tapotent, parce qu'ils se rendent compte qu'ils se sentent mieux.

Tapoter pour un enfant souffrant d'un cancer exige de la persévérance, non seulement pour l'enfant mais aussi pour les parents. Faites le Tapping sur vous-même tous les jours. Il est important que les parents soient détendus pour être en mesure de mieux soutenir leur enfant. Si vous êtes parent, rappelez à votre enfant de tapoter. Ou mieux encore, laissez votre enfant vous observer pendant que vous utilisez la technique. Il l'utilisera plus facilement aussi s'il vous voit l'utiliser. Tapotez avec votre enfant, car non seulement il appréciera de se sentir mieux grâce à la technique, mais cela améliorera aussi sa relation avec vous, son parent.

Acceptez parfois, que votre enfant puisse ne pas avoir envie de participer. Comme tout le monde, nous aimons nous complaire dans de mauvais sentiments, c'est juste parce que c'est plus simple de rester en colère ou enragé. Vous, en tant que parent, vous pouvez lui montrer doucement comme il va se sentir mieux en utilisant le Tapping et en laissant partir ces émotions indésirables.

Dans certains cas, vous pouvez tapoter sur vous-même sur le fait que votre enfant est toujours merveilleux même s'il ne veut pas tapoter. La plupart du temps il finira par tapoter avec vous. D'autres fois, vous pouvez jouer avec lui ou simplement le tenir contre vous et tapoter sur lui délicatement. Dans certaines circonstances, vous n'aurez pas envie de tapoter avec eux à cet instant-là, mais vous pourrez alors attendre un peu avant de le faire. Peu importe comment réagit votre enfant, soyez doux, patient, et utilisez le Tapping sur vous dans ces moments-là.

Ainsi vous vous sentirez plus calme plutôt qu'en colère, et rien que cela aidera votre enfant. Quand un parent est calme, l'enfant se calme, et vice versa. Quand un parent montre à son enfant que de prêter attention à ses émotions est important, l'enfant va apprendre une leçon importante - que l'on peut choisir d'utiliser des outils tels que le Tapping afin de se libérer des émotions non désirées et de se sentir calme, en paix, heureux et rempli d'amour.

ADAPTER LES SCRIPTS DE TAPPING DES RÉCITS À L'ÂGE

Les récits de ce livre étant basés sur les expériences de Tapping vécues, le script de chaque histoire est spécifique à l'âge de l'enfant avec qui le Tapping a été fait. Si vous utilisez ces scripts avec un enfant qui est plus jeune ou plus âgé, alors assurez-vous d'adapter le texte afin qu'il corresponde à l'âge de votre enfant.

Par exemple:

♥ 1-4 ans: Je suis un bon bébé. Je suis un enfant gentil. Je suis une bonne petite fille ou un bon petit garçon. Je suis gentil et extraordinaire. Je suis adoré.

♥ 5-10 ans: Je suis un enfant génial. Je suis une petite fille ou un petit garçon étonnant. Je suis un enfant superbe. Je suis tellement extraordinaire. Je suis tellement adorable. Je suis très mignon.

♥ 10-12 ans: Je suis un enfant intelligent, un enfant incroyable, une fille ou un garçon merveilleux. Je suis magnifique. J'ai des talents extraordinaires. Je suis exceptionnel et je suis intelligent.

♥ 13-18 ans: Je suis exceptionnel simplement parce que je suis moi. Je suis un ado intelligent. Je suis un jeune garçon ou une jeune fille remarquable. Je fais de mon mieux et je vais continuer à faire encore mieux. Je suis déterminé à aller mieux. Je ferai tout ce qui est nécessaire pour aller mieux.

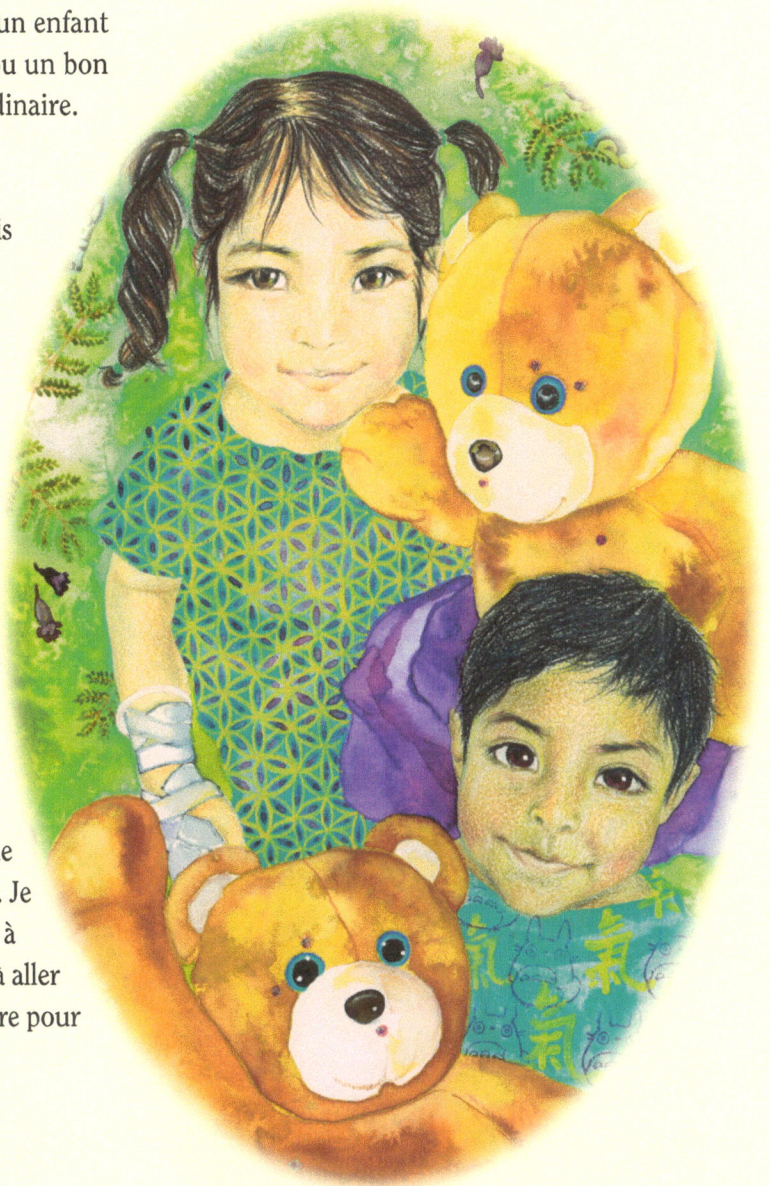

DEBORAH D. MILLER

LES POINTS DE TAPPING

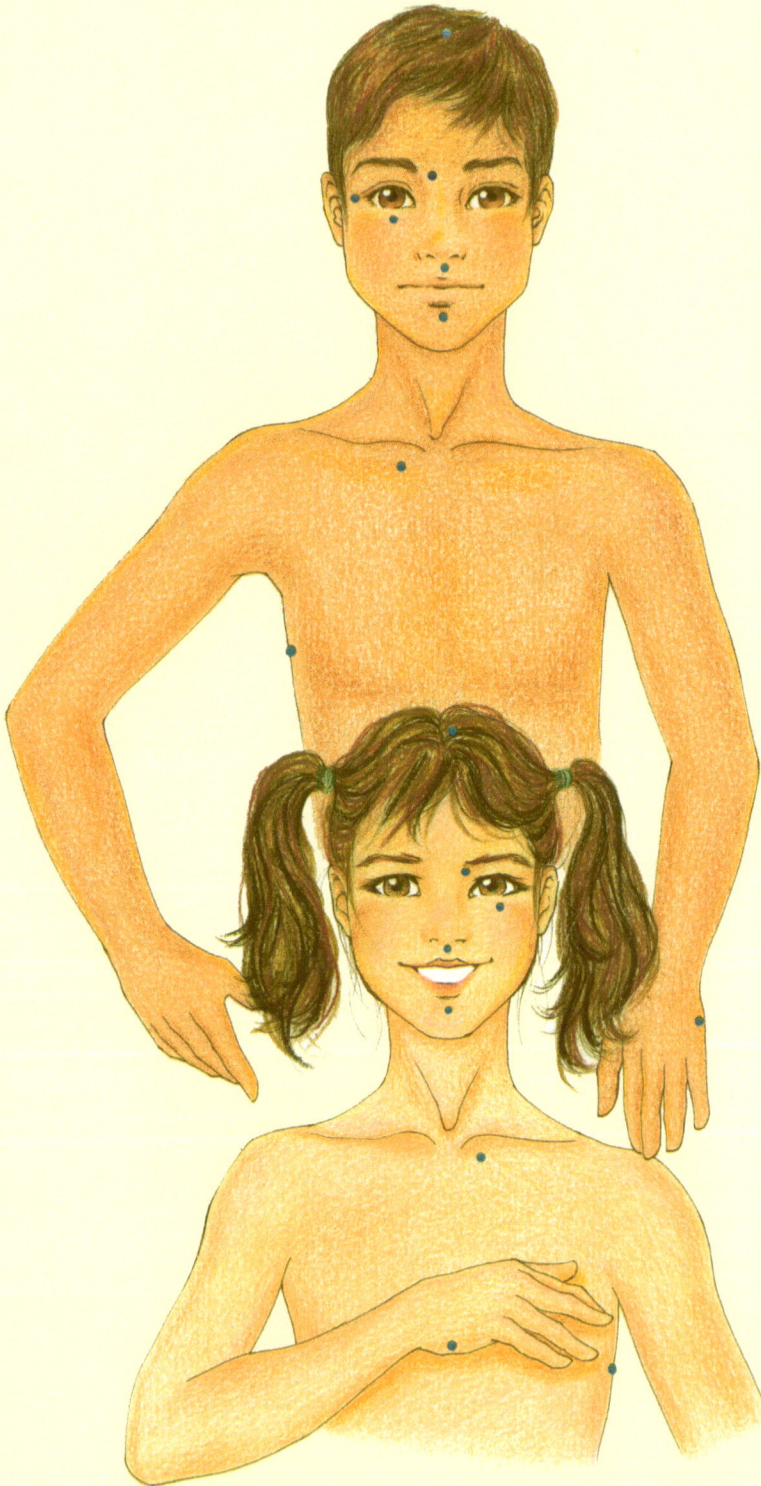

COMMENT TAPOTER

Avec l'EFT ou Tapping, on tapote légèrement avec le bout de 2-3 doigts de l'une des deux mains sur des points particuliers de la tête, du corps et des mains (de chaque côté du corps), tandis qu'en même temps on prononce des mots et des phrases qui décrivent les émotions ou les problèmes qui se présentent. En faisant cela nos pensées et nos émotions se calment, permettant à l'esprit et au corps d'aller mieux.

Tapotez sur (un tapotement-tap-tap léger et doux) sur chacun des points suivants tout en répétant les phrases du livre. Vous verrez bientôt comme c'est facile et comme ça fait du bien.

- ♥ Point Karaté
- ♥ Sourcils
- ♥ Coin de l'oeil
- ♥ Sous l'oeil
- ♥ Sous le nez
- ♥ Menton
- ♥ Clavicule
- ♥ Sous le bras
- ♥ Dessus de la tête

L'ÉCHELLE DE 0 A 10

Utilisez une échelle pour déterminer l'intensité de la douleur, ou de l'émotion comme la peur, que ressent votre enfant. Cette échelle numérique va de 0 à 10, 0 signifie qu'il ou elle ne ressent aucune douleur ou de charge émotionnelle, et 10 est l'intensité maximum de la douleur ou de l'émotion. Tout chiffre se situant entre les deux représente un niveau d'intensité de la douleur ou de l'émotion intermédiaire.

Demandez à votre enfant à combien se situe la douleur qu'il ressent. La réponse est subjective, mais elle peut être utilisée pour faciliter le Tapping, en aidant l'enfant à reconnaître quand un changement ou une diminution de l'intensité de la douleur ou de la peur se sont produits. Cette évaluation quantitative aide l'enfant à se sentir mieux.

Si votre enfant est trop jeune pour évaluer avec un chiffre le niveau de son ressenti émotionnel, vous pouvez simplement lui faire étendre ses bras pour montrer si la douleur ou l'émotion est grande ou petite. Les mains l'une contre l'autre représentent un 0 et les bras étendus aussi loin que possible représentent un 10. Une position entre les deux représentera des valeurs intermédiaires.

La plupart du temps, lorsque vous tapotez, l'intensité émotionnelle baisse et continue à baisser jusqu'à ce qu'elle atteigne zéro. Parfois, l'émotion s'intensifie avant de baisser, ce qui indique que l'émotion se déplace.

Si le chiffre représentant une émotion ne change pas, cela signifie que les mots utilisés n'ont pas de lien avec l'émotion vécue, ou qu'il y a un autre problème sous-jacent. Changez alors de mots ou de problème.

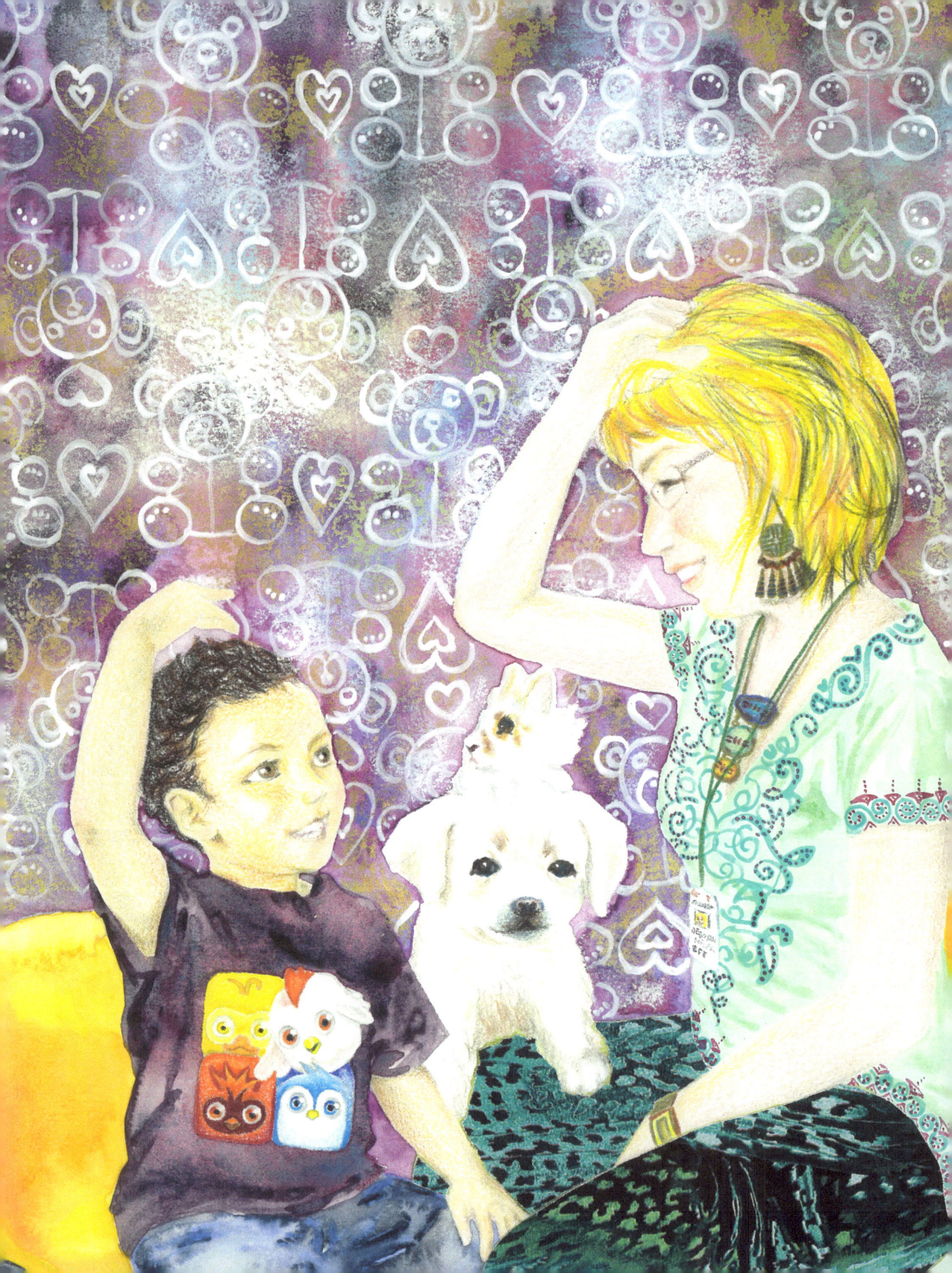

ETAPES DE BASE DE TAPPING

- ♥ Identifiez le problème présent (émotion, difficulté ou ce qui vous incommode, vous ou votre enfant).

- ♥ Évaluez l'importance de ce problème sur l'échelle d'intensité de 0-10. (En utilisant l'échelle numérique ou les mains tendues.)

- ♥ Tapoter doucement chacun des points de Tapping EFT dans l'ordre, tout en disant les phrases du problème à haute voix. Tapotez cinq à sept fois sur chaque point en utilisant les bouts de 2-3 doigts.

- ♥ Prenez une respiration profonde.

- ♥ Encore une fois, évaluez l'intensité du problème sur l'échelle de 0-10.

- ♥ Recommencez jusqu'à ce que l'intensité tombe à zéro, ou passez à un autre problème.

DEUX EXEMPLES DE LA FAÇON DONT J'UTILISE L'EFT AVEC LES ENFANTS

D'une formulation négative à une formulation positive: Dans les premiers tours, tapotez tout en disant des phrases qui décrivent le problème (des émotions ou problème négatifs comme la peur ou la douleur). Une fois que l'intensité émotionnelle initiale tombe à un 2-3 sur l'échelle d'intensité, alors vous pouvez commencer à utiliser des mots et des phrases plus positifs jusqu'à ce que l'intensité tombe à zéro.

Images et Couleurs: Comme la plupart des enfants sont visuels et n'ont pas la capacité à décrire leurs émotions, j'utilise beaucoup d'images et de couleurs pour représenter leurs émotions ou des questions. Par exemple, la "peur" peut être représentée par la couleur noire ou un chien méchant. Puis tapotez avec l'enfant en utilisant cette couleur ou l'image, finalement en passant du négatif au positif.

TAPOTEZ ENSEMBLE

Je recommande que vous, le parent, tapotiez avec votre enfant, tout en disant les phrases pour que l'enfant les répète après vous. Cela est plus facile pour l'enfant. Un autre avantage c'est que si vous tapotez avec votre enfant, vous recevez vous aussi les effets de la détente. C'est ce qu'on appelle "les bénéfices partagés".

Bien que l'EFT soit une technique simple à utiliser que même les enfants peuvent maîtriser, il y a un art – la formulation. C'est un art qui se développe avec la pratique et se renforce en se concentrant sur les émotions. Détendez-vous et Tapotez. Vous ne pouvez pas vraiment mal faire, mais avec la pratique vous apprendrez à le faire de mieux en mieux.

COMMENT UN PARENT PEUT TAPOTER - UN EXEMPLE DE TAPPING

Ce qui est très important, mais une nécessité souvent négligée lorsqu'il s'agit de s'occuper d'un enfant souffrant d'un cancer, c'est de prendre soin d'eux-mêmes. C'est tellement facile de se concentrer en premier lieu sur l'enfant. En travaillant à l'hôpital, j'ai vu maintes et maintes fois des parents qui se sentent tellement stressés, angoissés, inquiets et dans la peur, qu'ils ne sont plus en mesure d'être aussi utiles à leur enfant qu'ils le pourraient. Ils sont épuisés émotionnellement et physiquement, ils attrapent des rhumes plus fréquemment, et ils ne sont plus aussi présents émotionnellement pour leur enfant. De toute évidence, cela va à l'inverse de ce qu'un parent désire, mais il est si facile d'oublier que l'on doit prendre soin de soi d'abord pour pouvoir prendre soin de quelqu'un d'autre.

Pour que je puisse vous enseigner, à vous parent, comment enseigner à votre enfant à tapoter, je vous livre une expérience montrant comment l'EFT peut vous permettre de vous détendre et d'être dans la forme optimale afin de vous occuper de lui. Tapotons maintenant pour réduire vos soucis et votre stress, pour que vous soyez complètement présent avec votre enfant.

REDUIRE LE STRESS ET L'INQUIETUDE POUR LES PARENTS

Utilisez le bout de 2-3 doigts et tapotez doucement sur chaque point indiqué sur le schéma et répétez les phrases ci-dessous.

TOUR 1

Tapotez sur le point karaté et dites (à haute voix si possible, ou mentalement): Même si je ressens beaucoup de stress, je suis une bonne personne.
Même si je suis tellement stressé d'aller tout le temps à l'hôpital, je suis quelqu'un de génial.
Même si j'ai tout ce stress face à cette maladie, je m'accepte.

Sourcil: Tout ce stress.
Coin de l'oeil: J'ai tellement de stress.
Sous l'oeil: Je ne peux pas gérer tout ce stress.
Sous le nez: Je suis épuisé par le stress.
Menton: Mon corps est rempli de stress.
Clavicule: Je ne sais pas comment gérer ce stress.
Sous le bras: J'ai l'impression qu'il prend le pouvoir.
Dessus de la tête: Tout ce stress que je ressens en ce moment.

TOUR 2

Sourcils: J'ai tellement de stress.
Coin de l'oeil: Cette maladie a complètement changé ma vie.
Sous l'oeil: Nos vies ne sont plus du tout les mêmes.
Sous le nez: Tout est différent.

Menton: Nos objectifs de vie ont changé.

Clavicule: Notre travail a changé.

Sous le bras: Notre quotidien a changé.

Dessus de la tête: Je ne reconnais plus rien.

TOUR 3

Sourcils: Tout cela est si étrange.

Coin de l'oeil: Parfois je ne peux toujours pas accepter.

Sous l'oeil: Je veux juste que mon enfant aille mieux.

Sous le nez: Je m'inquiète. Je m'inquiète beaucoup, de tout, un petit reniflement, une piqure, et des voyages à l'hôpital.

Menton: Je suis inquiet des défenses de mon enfant - sont-elles assez fortes?

Clavicule: Je suis inquiet pour l'argent et le temps que ça nous coûte.

Sous le bras: c'est normal pour les parents de s'inquiéter, n'est-ce pas?

Dessus de la tête: Le problème c'est que l'inquiétude diminue simplement mes défenses et ne résout rien.

TOUR 4

Sourcils: En m'inquiétant trop je vais simplement m'épuiser et diminuer mes défenses.

Coin de l'oeil: Tout ce stress et cette inquiétude ne vont pas aider mon enfant.

Sous l'oeil: J'ai envie d'aider mon enfant en n'étant pas stressé.

Sous le nez: Je veux trouver un moyen de me débarrasser de mon inquiétude et du stress.

Menton: L'inquiétude et le stress diminuent mes défenses et je veux être fort pour mon enfant.

Clavicule: L'inquiétude et le stress me rendent hésitant et indécis alors que j'ai envie d'être clair et fort.

Sous le bras: L'inquiétude c'est juste mes pensées qui tournent en rond en rond en rond.

Dessus de la tête: J'ai la tête dans le brouillard au lieu d'être clair et concentré.

TOUR 5

Début Sourcils: Je voudrais faire des choses pour me débarrasser de ce souci.

Coin de l'oeil: Je ne sais pas exactement comment ça fonctionne, mais le Tapping calme mon esprit et mon corps.

Sous l'oeil: C'est un bon début, pour lâcher mon stress et mon inquiétude.

Sous le nez: Je peux apprendre à mon enfant à se détendre aussi. C'est une double prime.

Menton: Aujourd'hui, je choisis de faire ce qui est le mieux pour mon enfant et pour moi.

Clavicule: Je choisis de gérer mes émotions pour être le meilleur soutien possible pour mon enfant.

Sous le bras: En tapotant aujourd'hui, je choisis de lâcher un peu d'inquiétude et de stress.

Dessus de la tête: J'aimerais calmer mon esprit, même si je ne sais pas vraiment comment faire.

TOUR 6

Début de Sourcils: Je choisis de réduire le nombre de pensées qui se déchaînent dans ma tête.

Coin de l'oeil: J'imagine que j'ai un bouton de commande pour réduire leur volume.

Sous l'oeil: Je réduis la vitesse et le nombre de pensées qui galopent dans ma tête.

Sous le nez: J'utilise un cadran imaginaire où je peux réduire le volume et le nombre de pensées dans mon esprit.

Menton: Toutes ces pensées et ces émotions à propos de mon enfant qui m'inquiètent et me stressent.

Clavicule: Ça ne me sert à absolument à rien d'avoir toutes ces pensées qui galopent dans ma tête. C'est mieux de les réduire pour que je puisse penser clairement.

Sous le bras: Je choisis de baisser le son pour que je puisse être attentif à mon enfant.

Dessus de la tête: Je choisis de lâcher une partie du stress stocké dans mon corps aussi.

TOUR 7

Sourcils: Une des meilleures choses que je puisse faire pour mon enfant c'est prendre soin de moi.

Côté de l'oeil: Si je suis en bonne forme - physiquement et émotionnellement – alors je serais plus aimant et présent pour mon enfant.

Sous l'oeil: Je choisis de respirer profondément. Je choisis de me faire moins de soucis et d'avoir plus confiance.

Sous le nez: Je choisis d'être positif et de regarder le bon côté des choses.

Menton: Je choisis de manger sainement pour être en bonne santé. Je choisis d'aider mon enfant à bien manger aussi.

Clavicule: Je choisis de rire et de sourire pour que mon enfant se sente plus heureux.

Sous le bras: Etre heureux, c'est une grande aide pour nos défenses. Je choisis d'être dans la joie, même maintenant.

Dessus de la tête: Ce sont des choses que je peux faire pour être en bonne santé et soutenir mon enfant. Je choisis de le faire, car c'est important pour moi.

Prenez une respiration profonde. Et une autre. Ensuite, prenez un verre d'eau. Il est important de respirer pleinement et de s'hydrater lorsque vous faites l'EFT. Ayez toujours un verre d'eau à portée de main et prenez une gorgée après chaque tour si possible. A la fin, prenez quelques respirations profondes.

Comment vous sentez-vous maintenant, après ce court exemple de Tapping pour libérer le stress et l'inquiétude? Beaucoup plus calme, je l'espère.

L'EFT nous permet de rapidement se calmer en abaissant le niveau des hormones de stress dans le corps. Il permet aussi de trouver et de libérer des émotions cachées, ou consciemment retenues. Dans ce cas, le Tapping peut faire apparaître une certaine émotion au départ, mais qui ensuite va retomber. Ne vous inquiétez pas si cela se produit - tout ce que vous devez faire c'est de continuer à tapoter et vous vous calmerez en quelques secondes ou quelques minutes, et vous finirez par vous sentir beaucoup mieux. Parfois vous aurez besoin de faire plusieurs tours de Tapping. C'est tout à fait normal.

Tapotez quelques minutes chaque jour et vous verrez que vous serez en mesure de partager paisiblement votre sentiment d'amour et de calme avec votre enfant.

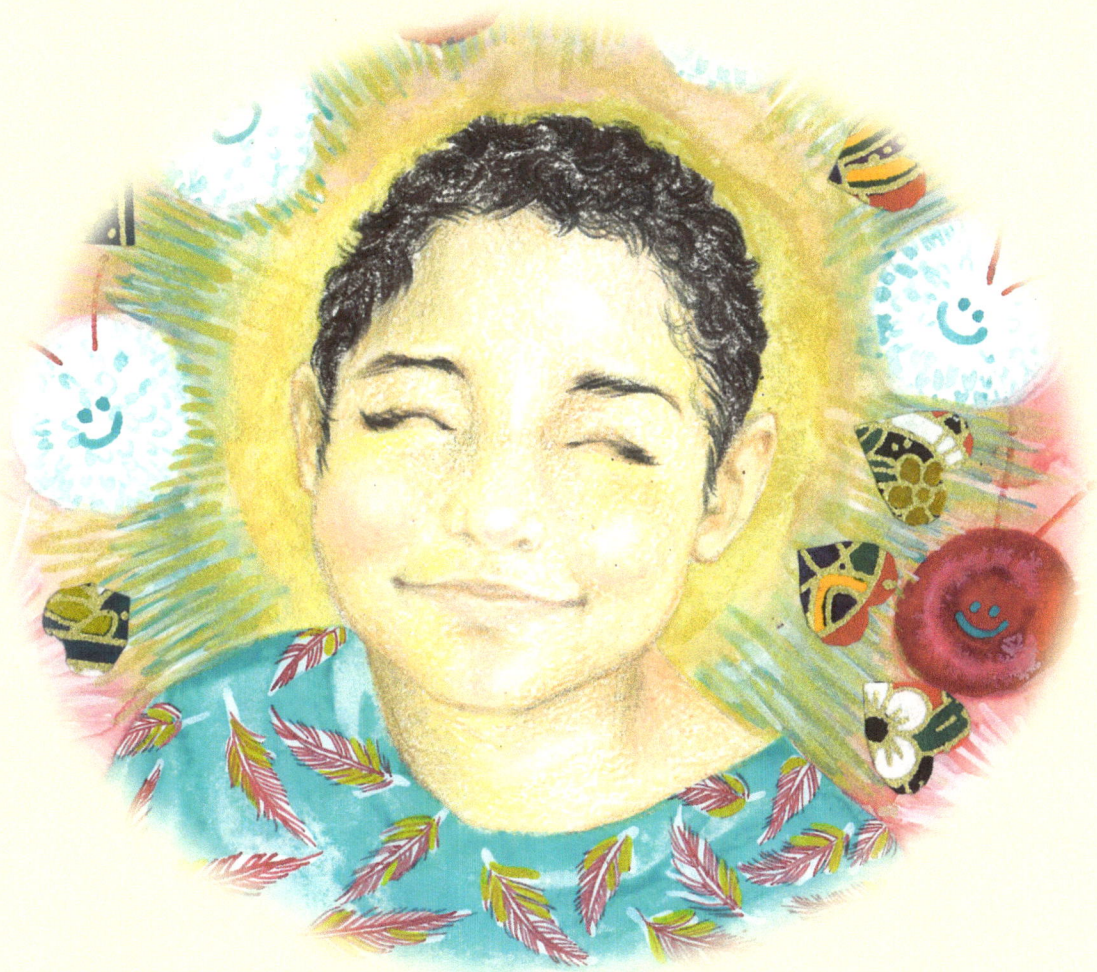

TAPPYBEAR – UN COMPAGNON DE TAPPING

TappyBear est un ours en peluche qui a été créé spécialement pour l'utiliser avec l'EFT ou Tapping. Il a des boutons sur le corps aux mêmes endroits de Tapping utilisés par la personne. La raison pour laquelle j'aime tellement utiliser TappyBear c'est qu'il parce qu'il est doux et câlin et qu'il vous regarde quand vous tapotez. Il donne du bien-être aux enfants simplement par sa présence et par le fait qu'il leur rappelle de tapoter pour se sentir mieux. Toutes ces choses se combinent pour en faire un atout précieux afin d'améliorer la qualité de vie des enfants atteints de maladies graves.

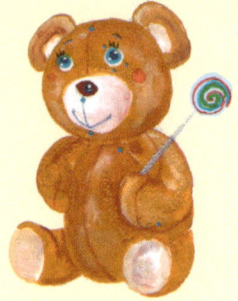

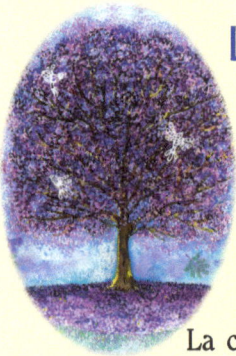

L'ARBRE JACARANDA

C'est une merveilleuse idée que d'avoir un symbole représentant votre force intérieure et votre puissance. Pour les enfants et moi-même à l'hôpital, le symbole choisi est le Jacaranda, un grand arbre avec des fleurs magnifiques couleur lavande. Vous pouvez vous demander "pourquoi?". Eh bien, c'est parce qu'il y a un Jacaranda à l'extérieur de l'hôpital qui se dresse fièrement et puissamment pour rappeler tous les jours aux enfants cette force et cette puissance.

Il a de belles fleurs, donc elles leur rappellent la beauté de la vie et de ce qui est vivant.

La couleur lavande des fleurs épanouies est aussi une couleur puissante de guérison. Le Jacaranda grandit paisiblement avec sa force intérieure, tout en fournissant de l'ombre contre la chaleur du soleil, et en partageant sa splendide couleur, peu importe ce qui se passe autour de lui.

Le symbole du Jacaranda est un rappel:

- pour planter vos racines; ayez des pensées et des sentiments positifs pour maintenir la force et la conviction que vous irez mieux
- pour avoir un tronc; votre corps vous soutient et vous permet de rester debout
- pour avoir des branches; vos bras et vos jambes, ainsi qu'une attitude positive, vous permettent de vous développer et de vous déployer en guérissant de jour en jour
- pour avoir des feuilles; un système digestif sain, absorbe l'énergie et la puissance du soleil et la nourriture pour fortifier votre corps. Cela exige de manger des aliments sains tels que des fruits et des légumes verts frais.

Vous trouverez une image du Jacaranda dans ce livre pour vous rappeler d'être fort, stable et puissant, comme un bel arbre. Il vous rappellera que l'on vous soutient et que l'on s'occupe de vous.

Chaque jour, souvenez-vous du Jacaranda. Faites comme si vous étiez sous ses branches ou adossé sur son tronc solide qui vous soutient. Même si vous êtes à l'hôpital, vous pouvez vous imaginer dehors assis sous le Jacaranda, où vous êtes en sécurité en paix et à l'abri.

Venez avec moi et TappyBear sous le Jacaranda, et amusez vous dans ce parcours qui vous montre comment améliorer votre vie avec le Tapping.

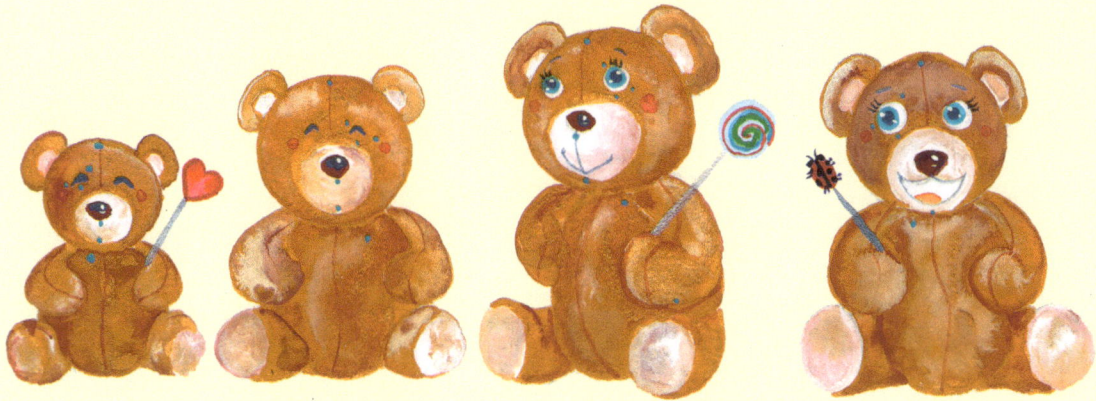

HISTOIRES PERSONNELLES

À partir de l'Expérience d'un Enfant

(plus les Scripts de Tapping)

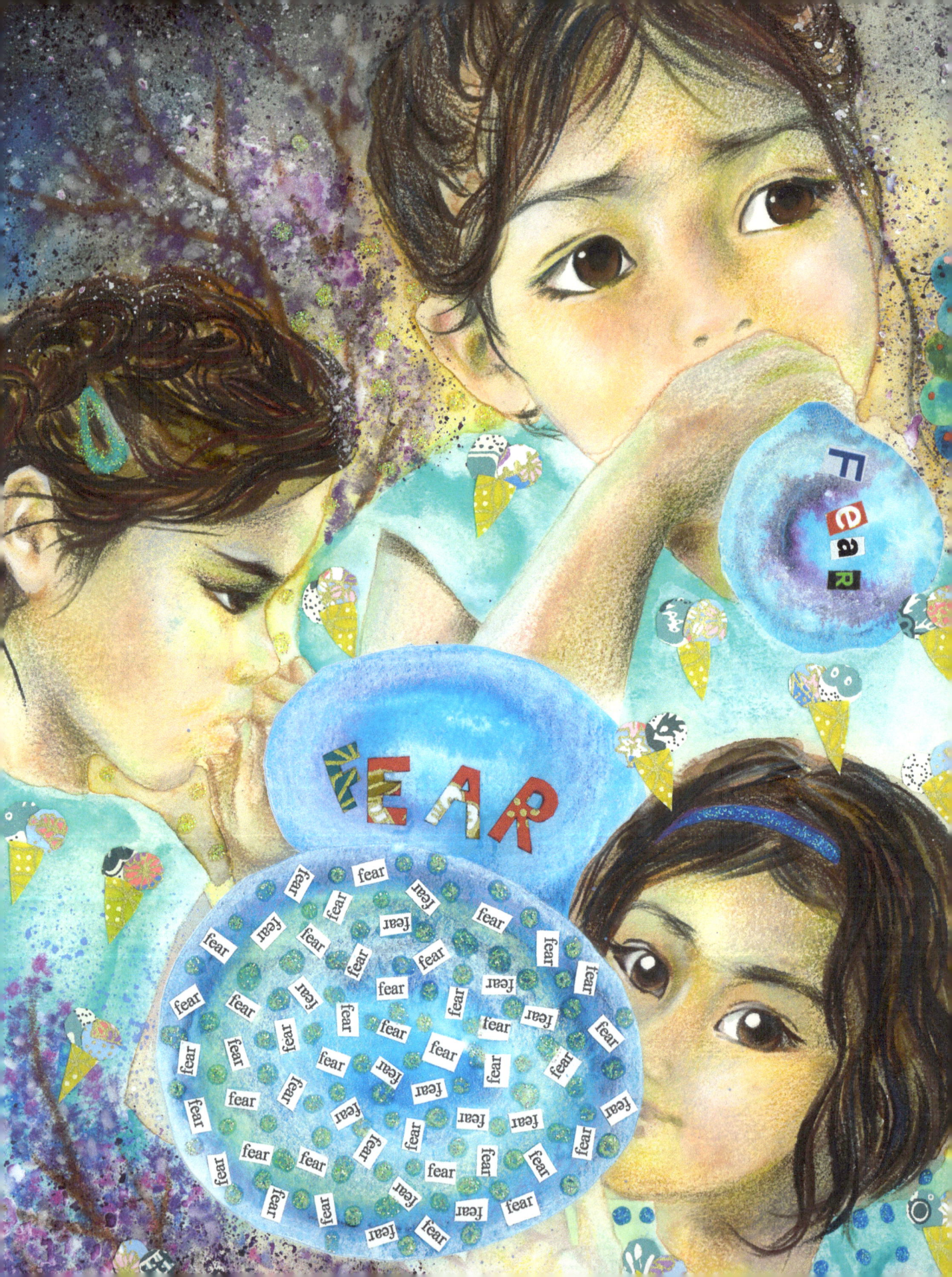

DES BALLONS, DES BALLONS, DES BALLONS!

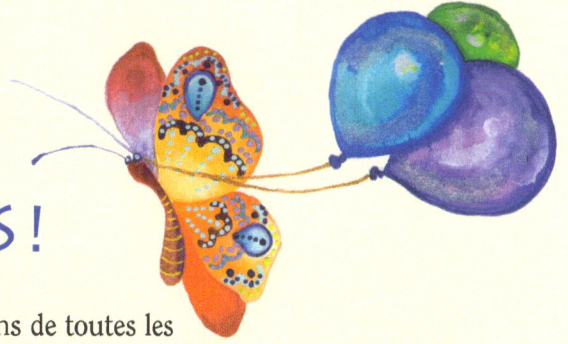

Des ballons, Des ballons, Des ballons !!! Des ballons de toutes les couleurs pour vous aider à vous débarrasser de vos peurs. Des ballons de toutes les tailles et de toutes les couleurs pour vous aider à faire face à tout ce qui vous tracasse. Gilda avait tout le temps peur. Elle avait peur de tout à l'hôpital. Elle avait peur de tout avant même que ça arrive. Elle imaginait ce qui *pourrait* arriver et avait peur. La plupart du temps, elle avait peur, même si elle n'avait pas besoin d'avoir peur. Ce n'était pas drôle du tout.

Gilda n'avait plus envie d'avoir peur et donc nous avons utilisé le Tapping avec l'image des ballons pour l'aider à se sentir mieux. Tapote avec nous pour t'aider à te débarrasser de tes peurs toi aussi.

Imagine une des peurs que tu as. Regarde la et ressens la. Maintenant, imagine que tu peux mettre cette peur à l'intérieur d'un ballon. Imagine que le ballon est devant toi. Tu peux créer le ballon de n'importe quelle couleur, forme ou taille que tu veux.

De quelle couleur est ton ballon? A-t-il une couleur unie, ou est-il rayé, ou avec des étoiles ou des taches ou quelque chose d'autre dessus? Quelle est la grandeur de ton ballon? Est-il petit ou est-il grand comme une maison?

Maintenant que tu as ce ballon imaginaire avec toi, tapote en même temps et nous allons mettre ta peur à l'intérieur. Souviens-toi – tu imagines ces ballons. Tu n'as pas besoin d'avoir un vrai ballon devant toi.

TOUR 1

Tapote sur le point karaté et dis:
Même si j'ai tellement peur, je suis une enfant super.
Même si j'ai peur de ce qui m'arrive, je suis un enfant merveilleux.
Même si j'ai peur de toutes ces choses effrayantes dans ma tête, j'ai envie de me sentir mieux.

Sourcils: J'ai tellement peur. Je ne sais pas quoi faire.
Coin de l'oeil: J'ai tellement peur. Cette peur est tellement GRANDE!
Sous l'oeil: Qu'est ce que je fais avec toute cette peur?
Sous le nez: La peur est dans ma tête.
Menton: La peur est dans mon esprit et mes pensées.
Clavicule: La peur est dans mon corps.
Sous le bras: J'ai tellement peur.
Dessus de la tête: Cette crainte est tellement GRANDE !

TOUR 2

Sourcils: Je ne sais pas comment me sentir mieux, mais je veux me sentir mieux.

Coin de l'oeil: J'ai une grande imagination, donc je peux imaginer un moyen pour me débarrasser de ces peurs.

Sous l'oeil: Je sais- je peux les mettre dans un ballon imaginaire et les renvoyer.

Sous le nez: J'ai un GROS BALLON BLEU(ou la couleur que vous voulez imaginer). Je mets ma peur dans un ballon bleu.

Menton: Je souffle et je souffle et je souffle toute ma peur dans le grand ballon bleu.

Clavicule: Le ballon bleu grossit et grossit avec ma peur qui le remplit.

Sous le bras: Quand il est plein de toute ma peur, je l'attache.

Dessus de la tête: Je le laisse partir- pourquoi pas? - Et il s'envole dans le ciel et disparaît. Ouais!

TOUR 3

Sourcils: Je me sens tellement mieux.

Coin de l'oeil: Mon esprit est plus calme, mais j'ai encore un petit, riquiqui de reste de peur.

Sous l'oeil: Je veux me débarrasser de lui aussi, parce que je n'aime pas la peur.

Sous le nez: Je sors un ballon ROSE imaginaire. Un beau ballon ROSE avec des tourbillons dessus.

Menton: Je souffle et je souffle et je souffle tout le reste de ma peur dans le ballon.

Clavicule: Le ballon grossit et grossit quand j'y mets tout le reste de ma peur.

Sous le bras: Je suis tellement contente de pouvoir mettre ma peur dans le ballon.

Dessus de la tête: Je mets tous les tous petits bouts de ma peur dans le ballon rose et puis je l'attache, et je le laisse s'envoler au loin.

TOUR 4

Sourcil: Je me sens tellement mieux maintenant. Plus de peur.

Coin de l'oeil: J'ai tous les ballons que je veux pour me débarrasser de toutes mes peurs.

Sous l'oeil: Je me sens vraiment en sécurité.

Sous le nez: J'ai des ballons rouges, des ballons blancs, des ballons roses, des ballons violets, des ballons jaunes, ballons verts, des ballons oranges, des ballons à rayures, des ballons fleuris, des ballons avec des étoiles et des pois – avec tout ce que je veux.

Menton: C'est tellement facile de mettre tous mes ennuis dans des ballons et de les laisser s'envoler dans le ciel et disparaître.

Clavicule: Je suis tellement content d'avoir des ballons pour m'aider à me sentir mieux.

Sous le bras: Je me sens légère, libre et heureuse.

Dessus de la tête: Les ballons me rendent heureuse.

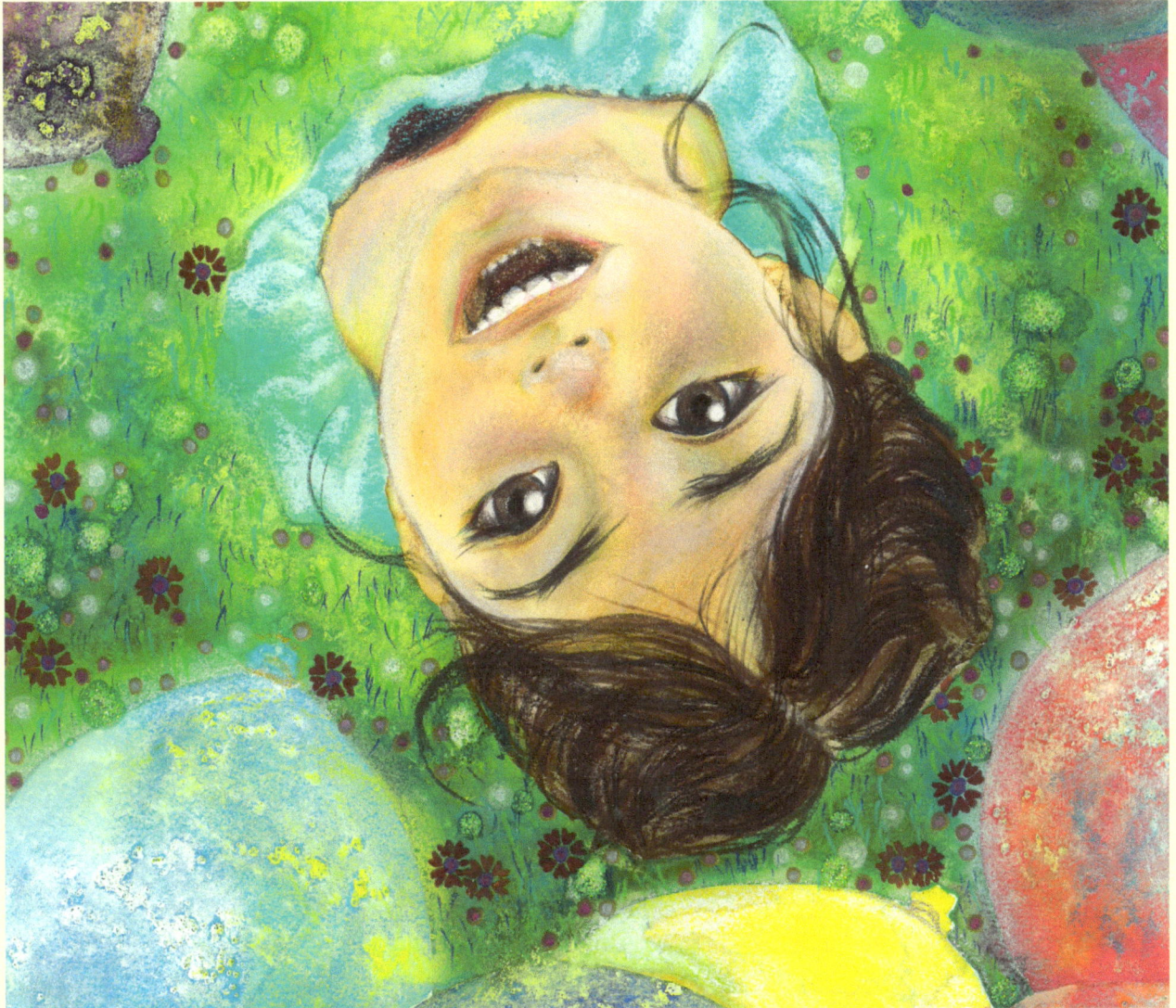

Gilda se sentait tellement mieux après avoir mis toutes ses peurs dans ses ballons bleus et roses imaginaires et de les avoir laissés disparaître dans le ciel. Il n'a fallu que deux ballons pour qu'elle se débarrasse de sa peur. Maintenant, elle sait qu'à chaque fois qu'elle a peur, elle peut choisir un autre ballon imaginaire et s'en débarrasser. Parfois, il suffit d'un ballon, parfois trois. Mais peu importe combien de ballons il faut, elle peut se débarrasser de sa peur.

Et toi ? Te sens-tu mieux? Est-ce que ton ballon t'a permis de te débarrasser d'une peur? T'es-tu débarrassé de toutes tes peurs? Si c'est non, alors sors un autre ballon et tapote à nouveau jusqu'à ce qu'elles s'en aillent. Si elles sont parties -CHOUETTE! Tu es incroyable!

Rappelles-toi qu'à chaque fois que tu as une peur, tu peux la mettre dans un ballon imaginaire et l'envoyer au loin. Tu peux y mettre des sentiments de rage, de tristesse et les mauvais sentiments et les renvoyer. Il y a suffisamment de ballons pour se débarrasser de tout ce que tu ne veux pas ressentir.

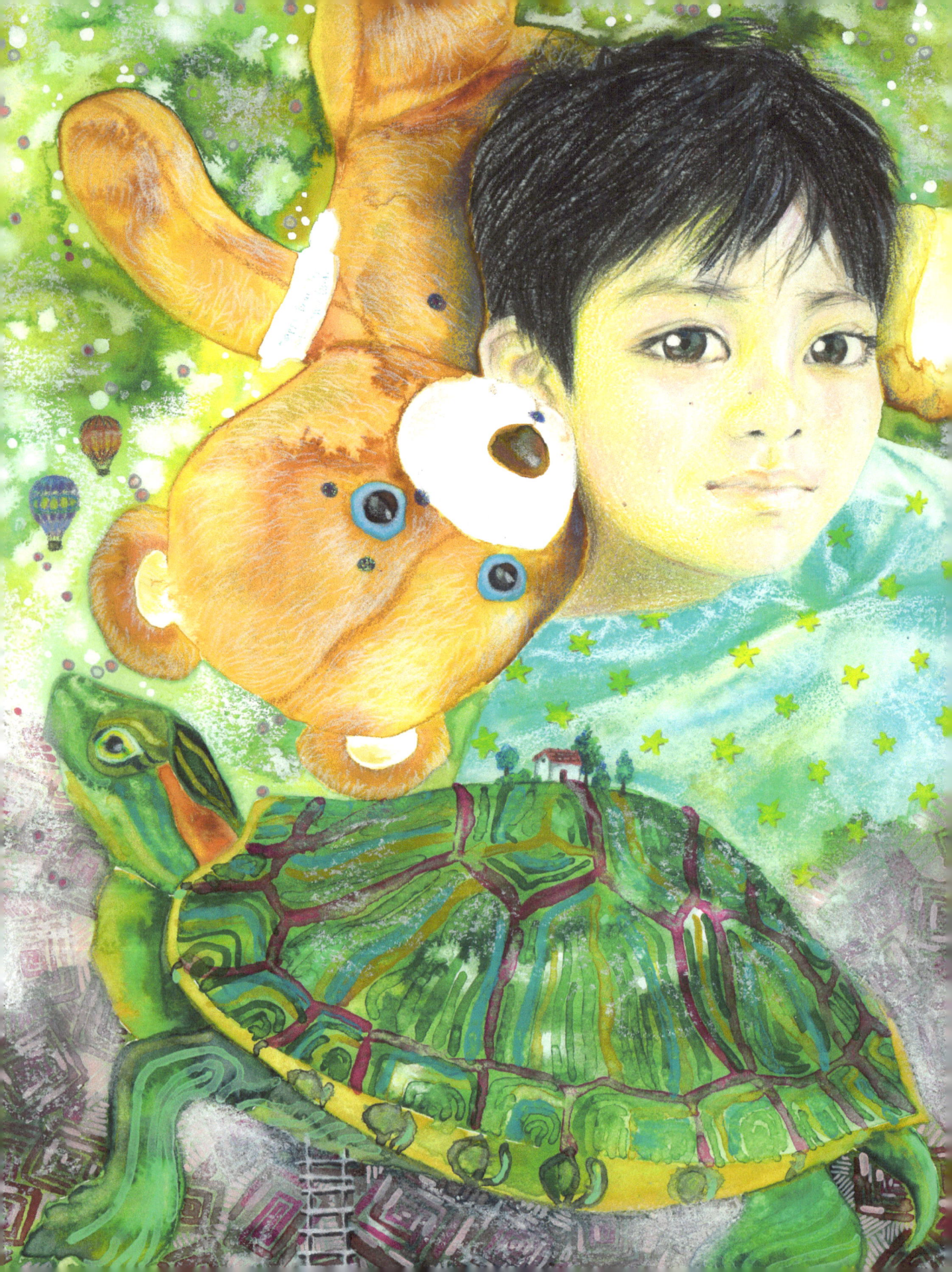

LA TORTUE LENTE ET LE GUÉPARD RAPIDE

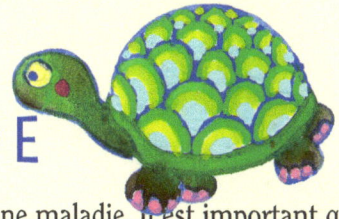

*T*u es quand même fort, même si tu es en train de guérir d'une maladie. Il est important que tu t'en souviennes. Ton corps a un système immunitaire avec de nombreuses défenses. Ils sont là pour te défendre, pour prendre soin de toi et pour t'aider à aller mieux quand tu te sens malade. Lorsque tes défenses sont faibles, elles ne peuvent pas faire leur travail correctement. Elles ne peuvent pas se débarrasser des microbes nuisibles qui te donnent un rhume. Elles ne peuvent pas t'assurer que tu vas rebondir après un traitement de chimiothérapie. Elles ne peuvent pas te rendre fort et plein d'énergie. Elles ne peuvent pas faire un très bon travail pour que tu sois en bonne santé et de le rester.

Que fais-tu quand tes défenses sont en baisse et agissent faiblement comme une mauviette? Lorsque tes défenses sont faibles ou ne peuvent pas faire leur travail, on peut leur donner un peu d'aide. Tu veux aider tes défenses à être fortes? Alors vient avec moi et Javier dans cette aventure.

L'histoire de Javier est un parfait exemple de la façon dont tu peux améliorer tes défenses. Voici son histoire. Javier allait très bien. Il allait de mieux en mieux. Il en était très heureux. Il était arrivé à l'hôpital avec un beau sourire et faisait rire tout le monde avec ses pitreries.

Puis il a eu une crise d'appendicite et il a fallu lui retirer son appendice. L'opération a été très dure pour son corps. Ses défenses étaient de plus en plus faibles. Ses défenses n'arrivaient tout simplement pas à se relancer.

En fait, ses chances de survie ont chuté de 80/20-50/50. Ce fut vraiment déprimant pour Javier. Il se sentit extrêmement triste et perdit beaucoup d'espoir. Au lieu de faire sourire les gens quand il est arrivé à l'hôpital, il était tout recroquevillé et triste. Ses grands yeux bruns regardaient vers le bas et ruisselaient presque de tristesse.

Parce que le système immunitaire de Javier était faible et lent à réagir, il ne pouvait pas recevoir ses traitements contre le cancer afin qu'il puisse continuer à guérir. Ça l'inquiétait. On pouvait voir dans ses grands yeux bruns qu'il savait que ce n'était pas une bonne chose.

Voici ce que Javier a fait.

Javier et moi mis avons tapoté pour donner à son système de défense un coup de pouce pour le faire repartir.

Tapote avec le script ci-dessous pour aider tes défenses à se souvenir combien elles sont fortes.

TOUR 1

Tapoter sur le point karaté et dire:

Même si j'ai des défenses faibles et je ne peux pas avoir mes traitements à cause de cela, je suis un enfant super.

Même si je me sens triste parce que mes défenses sont faibles, et ce n'est pas bon, je suis quand même un enfant merveilleux.

Même si mon système immunitaire est faible et ce qui n'est pas une bonne chose si tu veux aller mieux, je suis un super, super enfant.

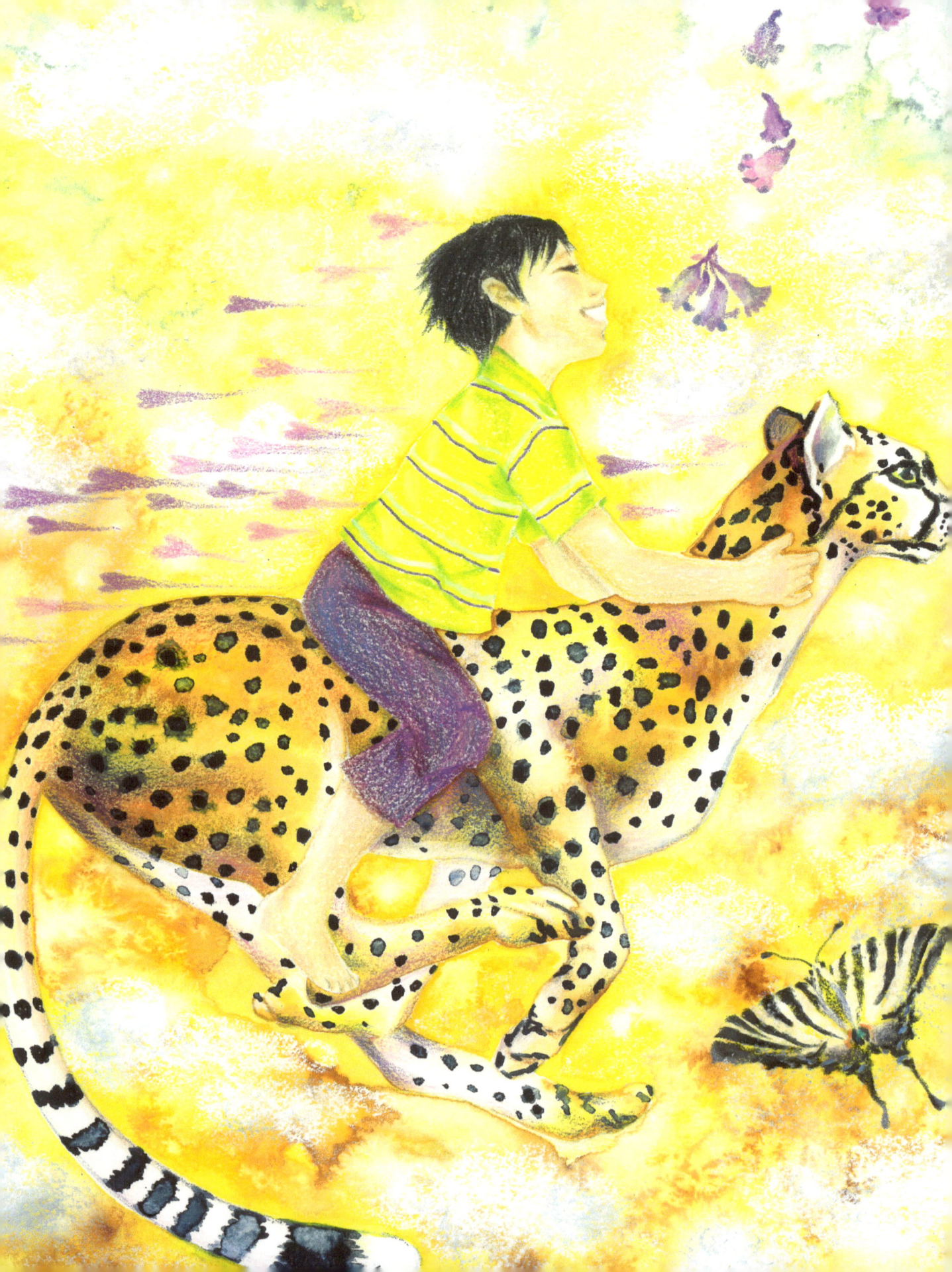

Sourcils: Je me sens triste parce que mes défenses sont basses.

Coin de l'oeil: Je ne veux pas qu'elles soient faibles et lentes.

Sous l'oeil: Ça me rend tellement, tellement triste qu'elles soient faibles. Ça me fait peur.

Sous le nez: Je sais que ce n'est pas bon d'avoir des défenses faibles.

Menton: Je ne veux pas que mes défenses soient lentes comme une tortue.

Clavicule: Etre lentes comme une tortue ça ne va pas m'aider à aller mieux.

Sous le bras: Les tortues sont super et elles ont une coque solide, mais elles sont tout simplement trop lentes et je veux aller mieux rapidement!

Dessus de la tête: Je veux que mes défenses soient aussi rapides qu'un guépard, parce que le guépard est l'animal le plus rapide sur la terre.

TOUR 2

Sourcils: Je veux des défenses qui soient rapides et fortes comme un guépard.

Coin de l'oeil: Comme ça mes défenses se déplaceront simplement comme le fait un guépard en se levant du sol pour s'envoler pratiquement au-dessus de la terre.

Sous l'oeil: Je demande que mes défenses se lèvent et se déplacent rapidement, car elles sont conscientes de leur environnement et de ce qui est nécessaire - comme un guépard.

Sous le nez: Mes défenses aiment être fortes, rapides, et s'adapter à ce qu'elles doivent faire en un éclair.

Menton: J'aime avoir des défenses solides et rapides comme un guépard.

Clavicule: J'aime me sentir rapide et plein d'énergie et me lancer comme un guépard.

Sous le bras: Mes défenses réagissent et se déplacent rapidement - dès maintenant.

Dessus de la tête: Cela me rend fort et puissant.

TOUR 3

Sourcils: Quand je suis fort et puissant mes défenses font leur travail - ME DEFENDRE!

Coin de l'oeil: J'aime que mes défenses prennent soin de moi.

Sous l'oeil: Elles se débarrassent des mauvais trucs et je me sens mieux.

Sous le nez: Je suis heureux d'avoir des défenses fortes.

Menton: Je laisse les défenses qui sont lentes comme une tortue devenir rapides comme un guépard.

Clavicule: Plutôt que des défenses lentes comme une tortue, j'ai des défenses rapides comme un guépard.

Sous le bras: Mes défenses deviennent rapides et fortes comme un guépard.

Dessus de la tête: Mes défenses sont rapides et fortes comme un guépard, et me rendent fort. Whou hou!

TOUR 4

Sourcils: Avoir des défenses fortes et rapides comme un guépard ça me rend fort.

Coin de l'oeil: J'adore être fort parce que ça m'aide à être en bonne santé.

Sous l'oeil: Mes défenses de guépard me rendent fort.

Sous le nez: Avoir de solides défenses me rend de plus en plus en bonne santé.

Menton: J'ai envie d'être en bonne santé. J'aime être en bonne santé.

Clavicule: J'aime avoir mes défenses de guépard pour m'assurer que je suis fort.

Sous le bras: J'adore être fort et en bonne santé comme un guépard.

Dessus de la tête: Moi et mon corps nous sommes forts et robustes comme un guépard.

Javier et moi avons tapoté un jeudi après-midi et le lundi ses défenses étaient fortes et rapides. Tu peux faire la même chose. Tapote pour des défenses solides et saines dans ton corps.

REMARQUE: N'oublie-pas que ce sont les mots que Javier et moi avons utilisés pour aider ses défenses à bouger. Tu peux suivre et utiliser ces mots exactement tels quels, ou bien tu peux utiliser d'autres mots pour "défenses". Tu peux toujours adapter un script de Tapping qui correspond à ta situation personnelle d'une manière qui sonne vrai pour toi.

Quel mot signifie "défenses" pour toi? Quelles images te rendent FORT - un super-héros? Un Supergarçon ou une Superfille? Un animal différent?

Peut-être que tu aimerais imaginer que tes défenses sont comme un château: un gros château avec plein de pièces, avec des douves tout autour et des centaines de guerriers qui attendent pour le défendre. Certains de ces guerriers sont des archers derrière les remparts, prêts à envoyer leurs flèches sur les envahisseurs. D'autres sont des fantassins, avec des épées, des boucliers, des casques et des armures. Il existe différents types de soldats qui portent des uniformes et certains ont même des lunettes à rayons X!

Dans la forêt autour du château, il y a plein d'animaux sauvages qui travaillent tous avec les guerriers pour protéger le château à leur façon. Il y a la Tortue, qui est lente, mais qui a une carapace solide et impénétrable. Il y a l'Ours Mama, qui se dresse fièrement, qui rugit et chasse au loin les envahisseurs. Il y a des Loups et des Chats Sauvages qui grognent, mordent et donnent des coups avec leurs griffes. Et puis il y a le Guépard, qui court aussi vite que le vent et à qui rien ne peut échapper.

Sois créatif et utilise des mots et des images qui te font te sentir mieux. Il n'y a aucune limite – ton imagination est libre de voler, de créer et de trouver des images qui sont simplement justes pour toi!

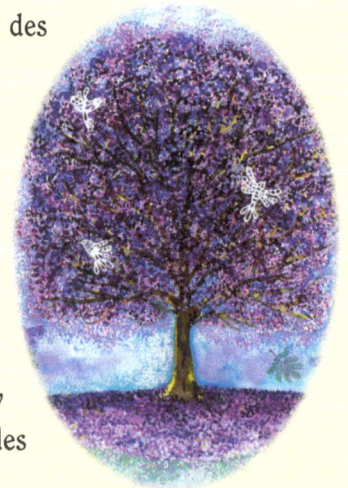

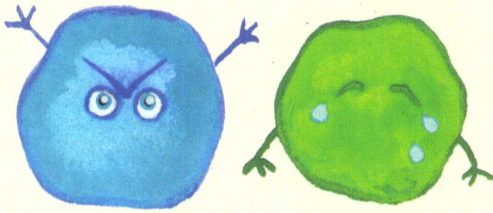

LES CELLULES TRISTES DEVIENNENT HEUREUSES

Ton corps est unique et merveilleux. Il est constitué de nombreuses cellules. Tu peux te demander, "Qu'est-ce qu'une cellule?" Les cellules sont la plus petite partie vivante dans ton corps. Chaque cellule c'est comme une pièce de ta maison. Toutes les autres cellules sont comme les autres pièces de ta maison. Toutes ensemble elles forment ta maison ou ton corps.

Chaque cellule est unique et merveilleuse, mais fait partie de la maison. À l'intérieur de chaque pièce ou cellule il y tous les trucs nécessaires qui aident ton corps à manger, respirer, bouger, dormir, sourire, pleurer, être fort et en bonne santé, et tout le reste. C'est grâce aux cellules que tu es en vie.

Les cellules discutent entre elles. Elles se racontent ce qui se passe à l'intérieur et autour d'elles. Cela signifie que tes cellules savent quand tu te sens heureux parce qu'elles le ressentent. Elles savent quand tu es triste aussi. Les cellules écoutent pour savoir comment tu te sens et se disent les unes aux autres ce qu'elles doivent faire pour être triste ou heureuses, tout comme toi.

Tu es le patron de tes cellules!

Lorsque tu te sens triste, tes cellules fabrique des produits chimiques pour que ton corps se sente triste aussi. Ce qui est chouette c'est que quand tu es heureux, ton corps fabrique des produits chimiques qui vont le rendre heureux aussi. Wow! Cela signifie que tu es tellement puissant – que tu peux aider ton corps à se sentir mieux juste parce que tu choisis d'être heureux!

Par exemple, lorsque tu es malade, des parties de ton corps sont vraiment tristes parce qu'elles ne se sentent pas bien. Toutes les autres cellules l'entendent. La bonne chose c'est que tu peux aider ton corps. Lorsque tu décides d'être heureux, les parties tristes aussi commencent à se sentir heureuses parce que tes cellules sont à l'écoute des pensées et des sentiments heureux. Cela permet à **tes cellules d'aller mieux, et ensuite à ton corps** d'aller mieux aussi.

Aidons tes cellules à devenir heureuses afin qu'elles puissent se sentir mieux et toi tu pourras aller mieux. Faisons du Tapping avec nos doigts magiques et nos baguettes magiques pour être heureux.

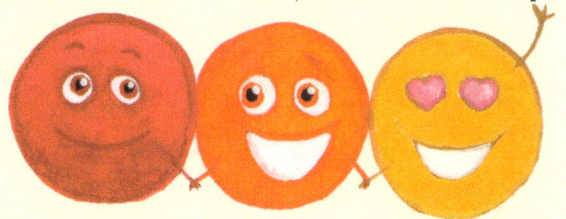

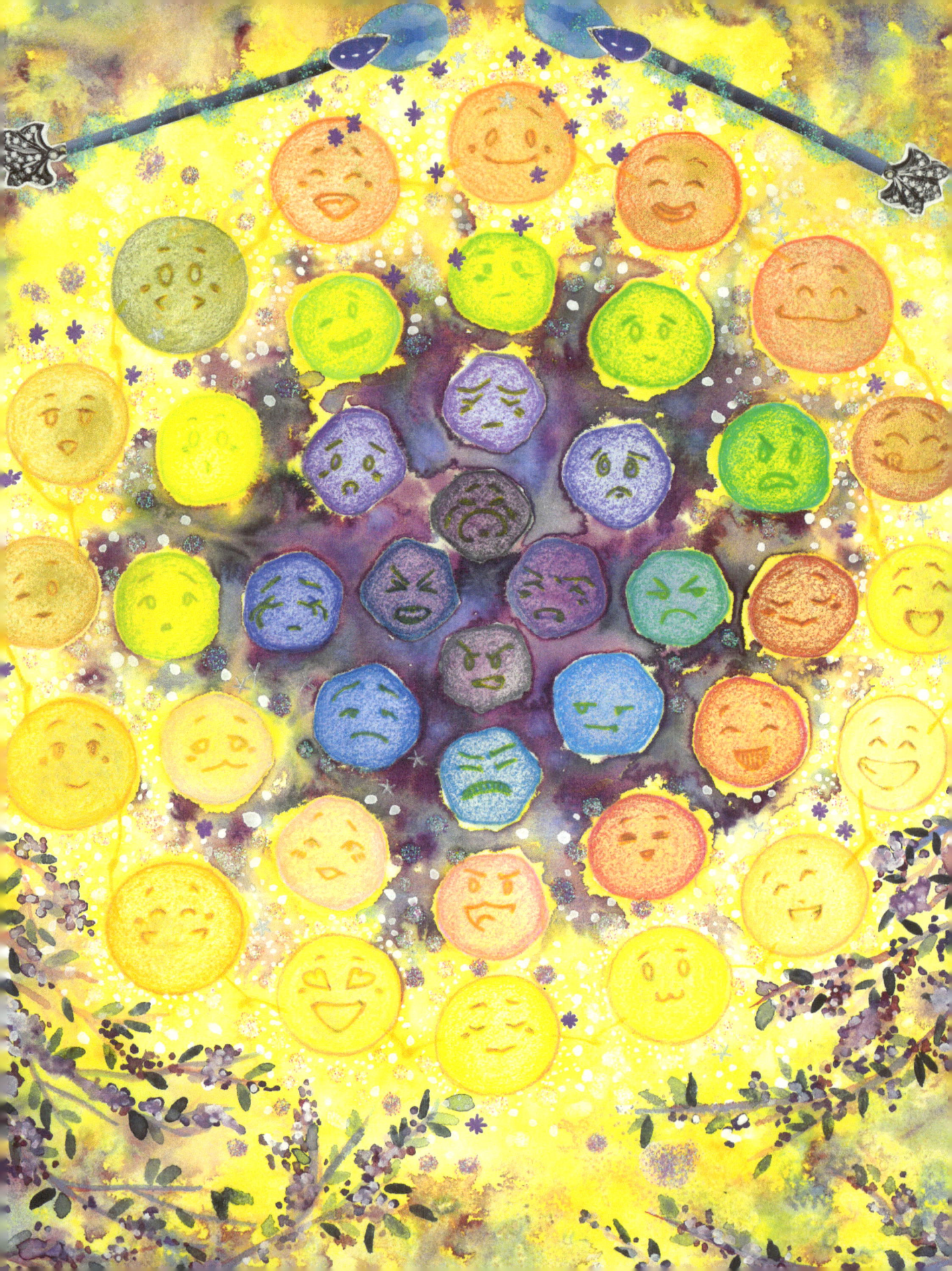

FABRIQUE TA BAGUETTE MAGIQUE

Tu ne savais pas que tu utiliserais une baguette magique aujourd'hui, n'est-ce pas? Eh bien, surprise! Tu peux fabriquer ta baguette magique comme tu le souhaites, parce que c'est ta baguette merveilleuse.

- ♥ Est-elle dans ta main droite ou dans ta main gauche?
- ♥ De quelle couleur est-elle?
- ♥ De quelle taille est-elle?
- ♥ Elle est lourde ou légère?
- ♥ Est-ce qu'elle brille dans le noir?
- ♥ Est-ce que c'est un long bâton tout droit ou y-a-t 'il une étoile au bout? Ou autre chose?
- ♥ Fait-elle des bruits?
- ♥ Est-ce qu'elle scintille?

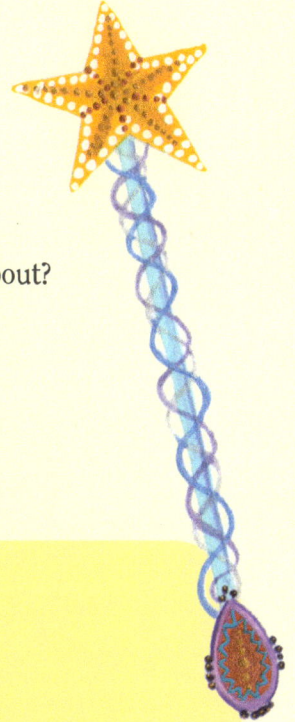

Maintenant, imagine que tu as une baguette magique dans la main et allons rendre tes cellules heureuses.

TOUR 1

Tapote sur le point karaté en disant:

Même si j'ai des parties de moi qui sont tristes, je suis un super enfant.

Même si certaines parties de mon corps sont malades, et je ne sais pas pourquoi, je suis tout de même un super enfant.

Même si des parties de moi sont tristes parce qu'elles sont malades, je suis un bon garçon.

Sourcils: Je suis triste parce que je suis malade.

Coin de l'oeil: Je ne veux pas être malade.

Sous l'oeil: Des parties de mon corps sont tristes et malades.

Sous le nez: Une partie de mon corps est très, très triste d'être tombée malade.

Menton: Je n'ai pas envie que mon corps soit malade.

Clavicule: J'ai envie qu'il aille mieux.

Sous le bras: Je ne veux pas de cellules tristes.

Dessus de la tête: Je veux des cellules heureuses.

Imagine que tu agites ta baguette magique pendant que tu tapotes!

TOUR 2

Sourcils: J'utilise ma baguette magique pour enlever la tristesse de mes cellules.

Côté de l'oeil: Ma baguette magique enlève toute la tristesse en moi.

Sous l'oeil: Ma tristesse fait PFUTT! Et disparaît.

Sous le nez: PFUTT! Parti! Plus de tristesse!

Menton: Je veux que mes cellules soient heureuses.

Clavicule: Je vais utiliser ma baguette magique pour mettre du bonheur dans mes cellules.

Sous le bras: Le bonheur est jaune pour moi. (Est-il jaune pour toi ? Ou d'une autre couleur ? Tu choisis ta couleur et tu t'en sers – la couleur que tu veux.)

Dessus de la tête: Je mets plein, plein, plein de couleur jaune joyeuse dans mes cellules.

TOUR 3

Sourcils: Des pensées joyeuses rendent mes cellules joyeuses, aussi.

Côté de l'oeil: Les cellules joyeuses et rayonnantes se sentent bien et moi aussi.

Sous l'oeil: J'aime avoir des cellules joyeuses, rayonnantes, car elles me font me sentir bien.

Sous le nez: Quand je me sens bien, mes cellules se sentent bien et je me sens mieux.

Menton: Mes cellules aiment se sentir heureuses.

Clavicule: Elles se remplissent d'un jaune joyeux et commencent à briller.

Sous le bras: Elles brillent avec tant de bonheur que je souris aussi.

Dessus de la tête: Mes cellules brillent avec des pensées et des sentiments heureux. Et moi aussi je brille.

TOUR 4

Sourcils: Moi et mes cellules nous brillons avec de joyeuses pensées jaunes.

Coin de l'oeil: Toutes les cellules de mon corps brillent.

Sous l'oeil: Mon corps se sent tellement bien grâce à cette lumière.

Sous le nez: Mes cellules tristes aussi se sentent bien grâce à cette lumière.

Menton: Les pensées joyeuses me font aller toujours mieux.

Clavicule: Mes cellules heureuses rendent mes pensées heureuses aussi.

Sous le bras: Ça me fait briller et me sentir mieux.

Dessus de la tête: J'aime étinceler tous les jours.

Ça fait du bien de briller et d'être heureux, n'est-ce-pas? Je suis sûre que tes cellules se sentent mieux aussi. Chaque fois que tu te sens triste, en colère, blessé ou contrarié, prends ta baguette magique et mets ta couleur préférée dans tes pensées et tes cellules. Remplis-les avec cette couleur joyeuse. Tu seras heureux et étincelant en un rien de temps. Whou hou!

QUE FAIRE LORSQUE TU NE VEUX PAS ALLER À L'HÔPITAL

Parfois la partie la plus difficile pour subir des traitements à l'hôpital c'est d'y aller. Mais qui a envie d'aller à l'hôpital?

Ce n'est pas vraiment amusant l'hôpital. Il y a de la douleur. Il y a de la peur. Je parie que parfois tu te sens mal, même avant de t'y rendre. Tu pourrais même te battre avec tes parents quand il faut y aller. Cela rend tout le monde triste.

C'est ce qu'a ressenti une fillette de 10 ans qui s'appelle Itzani. Normalement, à la maison, elle était heureuse et enjouée, mais elle redevenait très triste à chaque fois qu'elle devait se rendre à l'hôpital. Cela se produisait plusieurs jours avant d'y aller. Au lieu de jouer et de s'amuser avec son frère, elle passait son temps à se morfondre. Elle était irritable et répondait à sa mère. Elle se renfrognait comme jamais. Tout son corps avait l'air triste aussi.

J'ai demandé à Itzani:

"Et si tu pouvais amener avec toi la partie heureuse, drôle, amusante à l'hôpital? Ne te sentirais-tu pas mieux? Allez, tapotons pour amener la partie rigolote avec toi partout où tu iras."

TOUR 1

Tapote sur le point karaté et dis:

Même si je ne veux pas aller à l'hôpital, je suis une enfant super.

Même si je ne veux pas y aller, je suis une petite personne extraordinaire.

Même si je ne veux pas y aller, je suis tellement adorable.

Sourcils: Je ne veux pas aller à l'hôpital.

Coin de l'oeil: C'est horrible là-bas.

Sous l'oeil: Je me sens mal, triste et enragée là-bas.

Sous le nez: Je déteste ce qui m'arrive là-bas.

Menton: On me fait des piqûres et on me donne des médicaments qui me mettent dans un état terrible.

Clavicule: Je ne veux pas y aller!

Sous le bras: Ne m'y emmenez pas!

Dessus de la tête: Je veux rester à la maison.

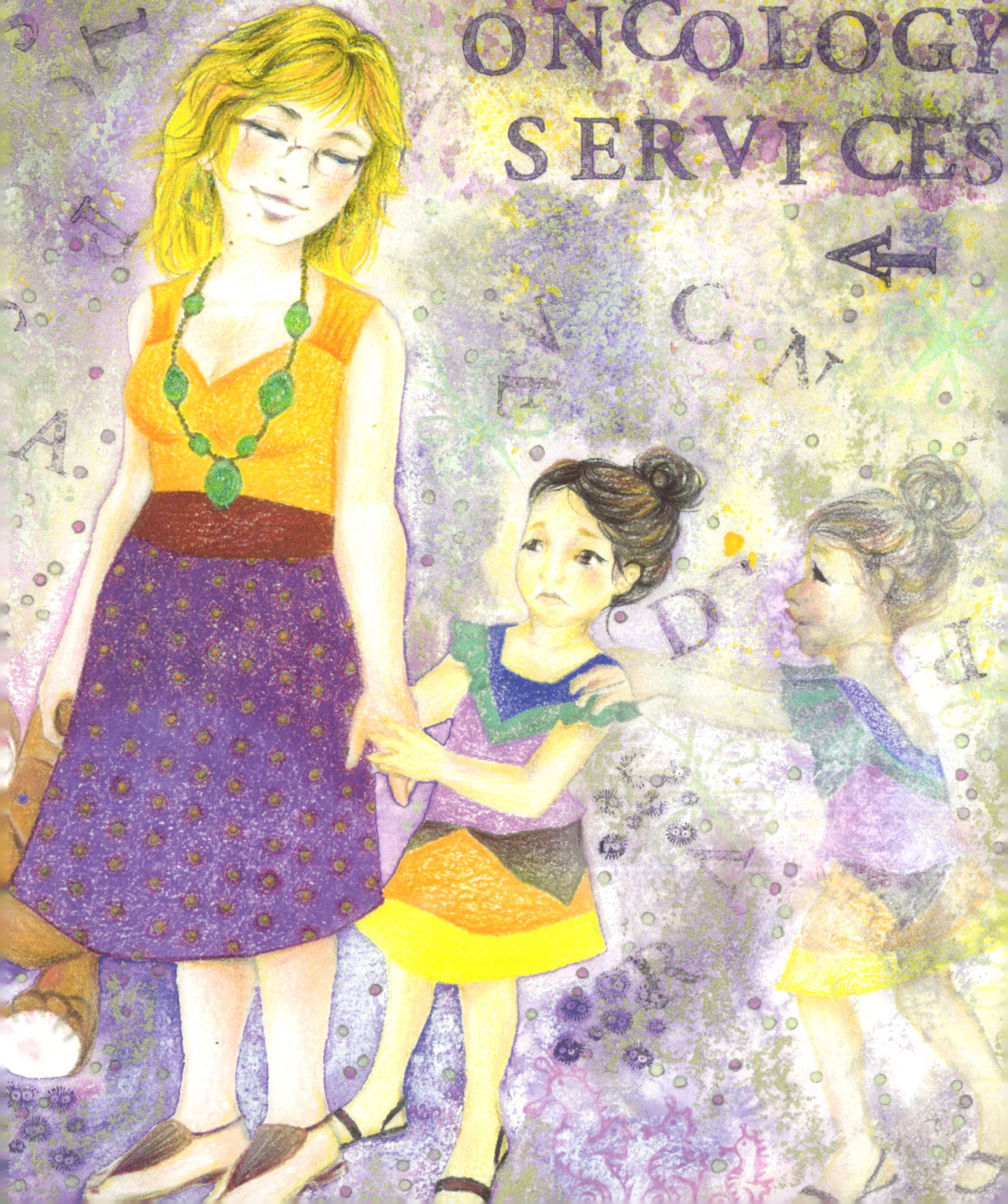

PEDIATRIC ONCOLOGY SERVICES

TOUR 2

Sourcils: C'est sûr que je veux rester à la maison.

Coin de l'oeil: Je suis plus heureuse à la maison.

Sous l'oeil: C'est plus amusant à la maison.

Sous le nez: Pourquoi est-ce que j'aimerais aller à l'hôpital?

Menton: Je suis très mal là-bas, c'est atroce.

Clavicule: Je préfère jouer et m'amuser à la maison.

Sous le bras: Je ne veux pas aller quelque part où je me sens atrocement mal.

Dessus de la tête: Je préfère ne pas aller à l'hôpital.

Prends une profonde respiration. Inspire…et expire simplement… Comment te sens-tu? Es-tu toujours furieuse de devoir aller à l'hôpital? Si tu l'es il n'y a pas de problème. C'est normal de ne pas vouloir aller. C'est normal. Qui a envie d'aller à l'hôpital? Qui veut avoir une chimio? C'est plus amusant de jouer. Ce serait bizarre si tu sautais de haut en bas en disant que tu voudrais aller à l'hôpital. Mais ce serait mieux pour toi si tu pouvais y aller calmement et sans te sentir bouleversée.

Alors continuons à faire du Tapping jusqu'à ce que tu te sentes mieux.

TOUR 3

Sourcils: Je sais que je dois y aller.

Coin de l'oeil: Je ne veux pas y aller.

Sous l'oeil: Rien qu'en pensant à aller à l'hôpital ça me rend triste.

Sous le nez: Cela ne m'aide pas aller mieux.

Menton: Je veux vraiment aller mieux.

Clavicule: Je peux tapoter pour me sentir mieux pour aller à l'hôpital.

Sous le bras: Je peux tapoter sur le fait d'être heureuse n'importe où.

Dessus de la tête: Wow! C'est plutôt puissant. C'est moi qui commande, pas l'hôpital!

TOUR 4

Sourcils: Je peux tapoter pour me sentir mieux tous les jours, partout.

Coin de l'oeil: Je tapote pour me sentir heureuse parce que le bonheur est à l'intérieur de moi.

Sous l'oeil: Le bonheur vit à l'intérieur de moi. Le plaisir vit à l'intérieur de moi.

Sous le nez: Cela signifie que je peux l'emmener avec moi.

Menton: Je peux emmener le bonheur et le plaisir partout où je vais.

Clavicule: Le bonheur et le plaisir vivent là à l'intérieur de moi.

Sous le bras: J'aime être heureuse et m'amuser.

Dessus de la tête: J'emporte mon sourire et mes rires avec moi partout où je vais.

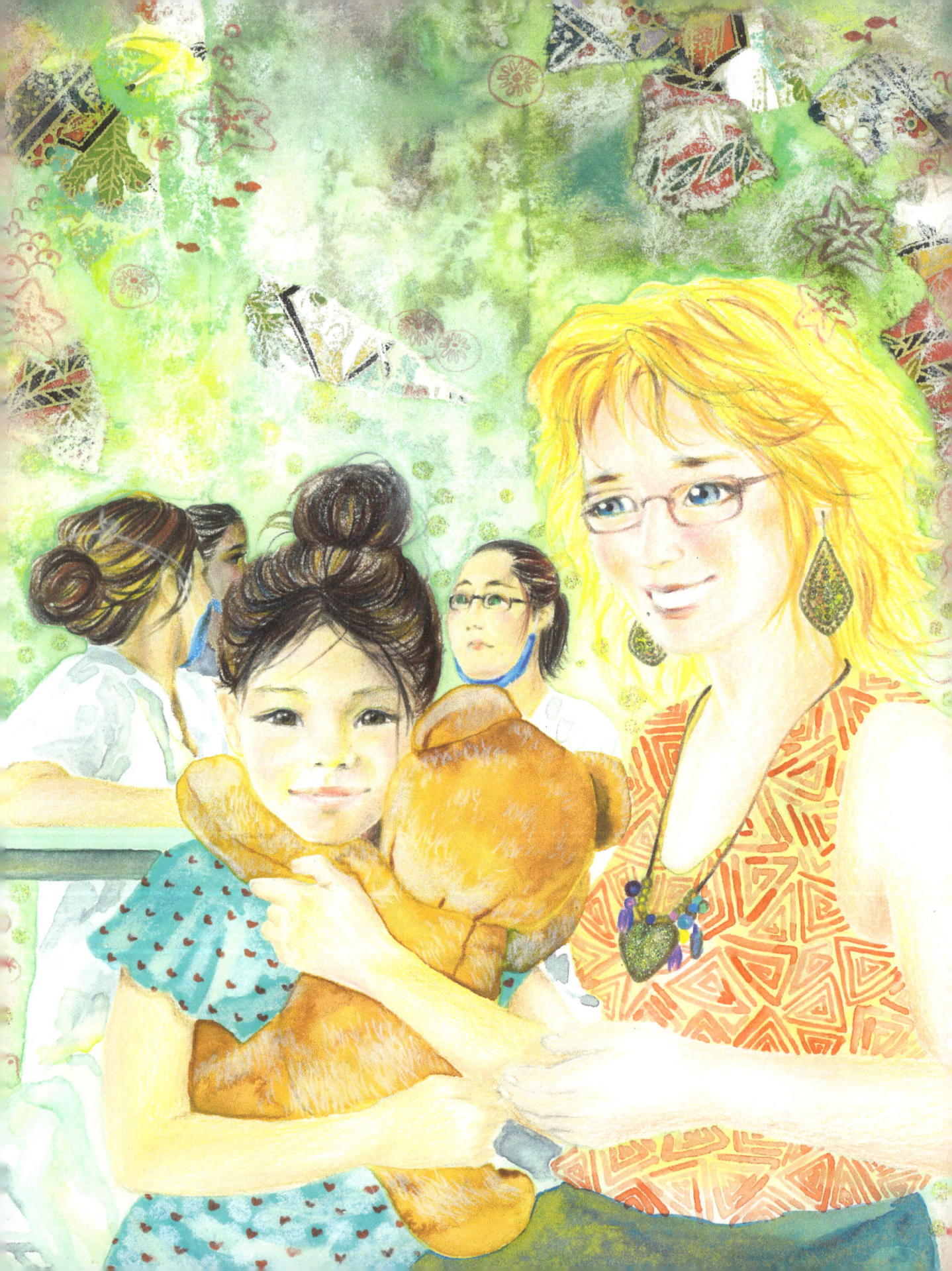

Imagine à quoi ressemble cette partie heureuse à l'intérieur de toi. Amène cette image dans ta tête et continue à tapoter.

TOUR 5

Sourcils: Je peux emporter mon sourire et mes rires avec moi à l'école.

Coin de l'oeil: Je peux emporter mon sourire et mes rires au magasin ou dans le parc.

Sous l'oeil: Je peux même emporter mon sourire et mes rires à l'hôpital.

Sous le nez: Je me sentirais tellement mieux si j'avais mon sourire avec moi.

Menton: Rire et s'amuser, même quand je suis à l'hôpital ce serait fabuleux.

Clavicule: Je suis vraiment très puissante parce que je peux emporter la partie heureuse de moi avec moi.

Sous le bras: Je choisis d'emporter mon sourire et mes rires avec moi.

Dessus de la tête: Je me sens mieux comme ça.

TOUR 6

Sourcils: Je partage mes sourires et mes rires avec tout le monde à l'hôpital.

Coin de l'oeil: Tout le monde à l'hôpital se sent mieux aussi.

Sous l'oeil: Ça me rend heureuse.

Sous le nez: Ça rend les autres enfants heureux.

Menton: Ça rend les autres parents heureux.

Clavicule: Ça rend les infirmières et les médecins heureux aussi.

Sous le bras: J'aime pouvoir être heureuse là où je suis.

Dessus de la tête: Cela me rend tellement puissante. Je peux être heureuse n'importe où, tous les jours! Whou hou!!!

Maintenant tu te sens beaucoup mieux, n'est-ce pas? Itzani a trouvé qu'elle pouvait emporter sa partie heureuse partout où elle allait. Maintenant elle sourit où qu'elle soit. Elle a l'air plus heureuse. Elle se sent plus heureuse. Et son corps se sent mieux, aussi.

Elle choisit d'être heureuse à la maison, à l'école et même à l'hôpital. Cela la rend puissante, parce qu'elle choisit d'être heureuse partout où elle va. Elle apporte avec elle la joie et ça aide tout le monde autour d'elle à être plus heureux aussi.

Tous les matin, trouve la partie heureuse, amusante en toi, et emporte-la avec toi partout où tu iras. Remarque ce que tu ressens et ce qui se passe pendant la journée quand tu apportes cette partie heureuse avec toi. Te sens-tu mieux? Aimes-tu bien la journée? Est-ce que des choses intéressantes se produisent quand tu apportes ta partie heureuse avec toi plutôt que la triste et grincheuse? Je parie que oui. Profite de ta partie heureuse. C'est extraordinaire et étonnant, tout comme toi.

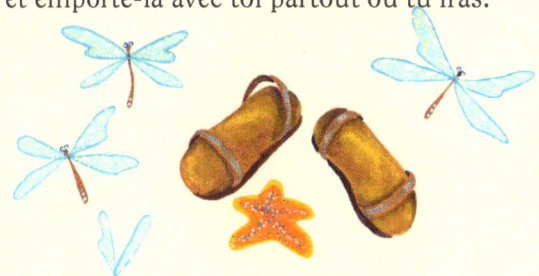

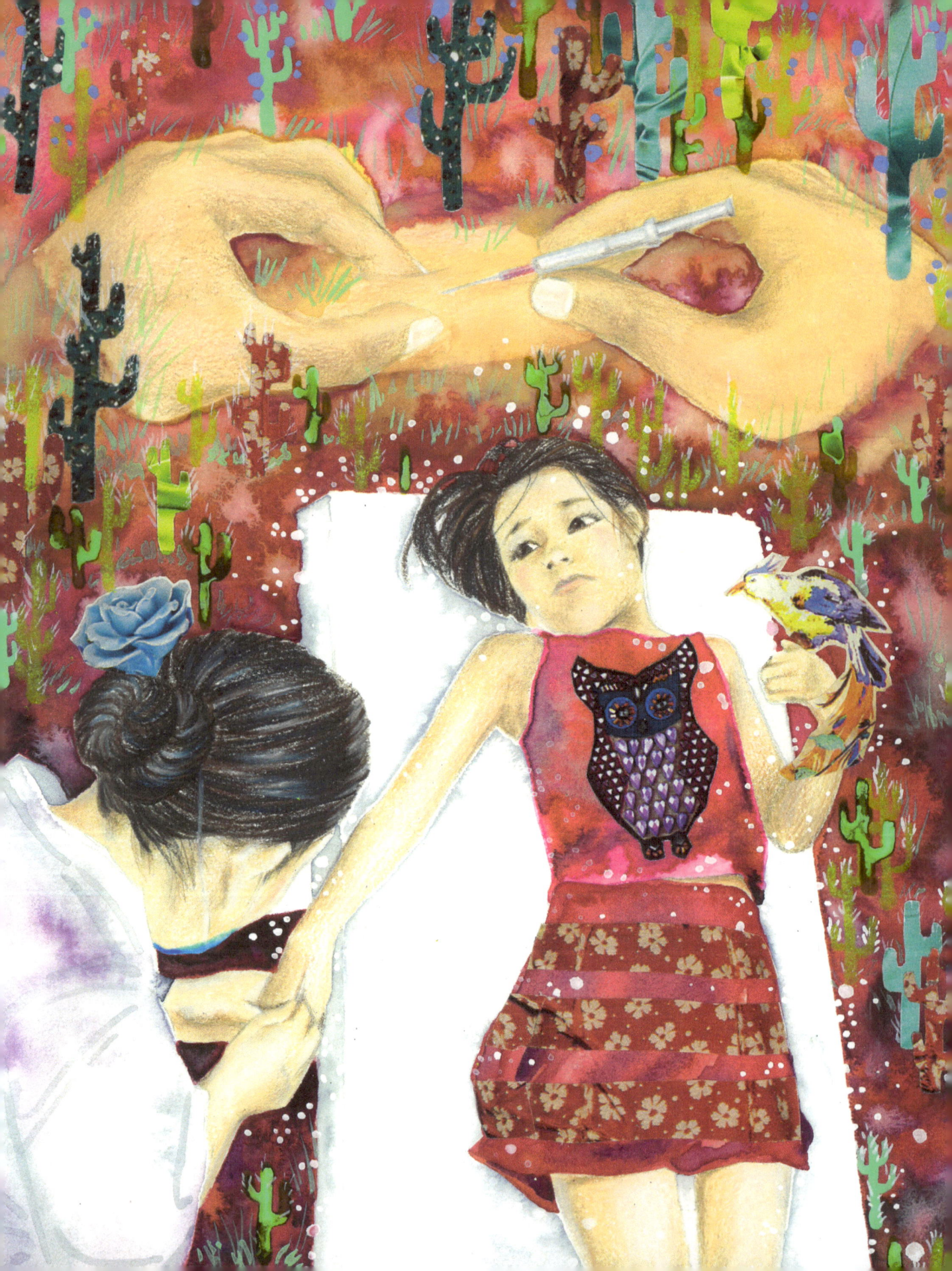

L'AIGUILLE ET LA GROSSE VEINE GRASSE

*M*arcelina détestait les aiguilles. Elle se battait systématiquement avec sa famille pendant des jours avant de se rendre à l'hôpital, parce qu'elle ne voulait pas qu'on la pique.

Comme elle était toute menue, c'était généralement difficile de trouver ses veines. Cela signifiait qu'il fallait la piquer plusieurs fois. Elle avait cela en horreur. Elle aurait fait n'importe quoi pour l'éviter.

Et toi? As-tu peur qu'on t'enfonce une aiguille? C'est logique. Personne n'aime ça, mais c'est parfois nécessaire. Comment aimerais-tu te sentir quand tu vas recevoir une injection? N'aimerais-tu pas être calme et relaxé au lieu d'être tendu et d'avoir peur? Est-ce que ce ne serait pas génial si tu pouvais te débarrasser d'un peu de cette douleur que tu ressens quand on te fait une piqûre - ou mieux encore, de n'avoir aucune douleur du tout? Penses-tu que ce soit possible?

Essaye ça et voit ce qui se passe: pense à quelque chose que tu détestes, qui te rend triste ou en colère. Ensuite, regarde dans le miroir à quoi ressemble ton visage. Est-ce qu'on dirait que c'est un visage triste en colère ou heureux?

Comment est-ce que ton corps se sent - lourd ou léger? Te sens-tu plus mal ou mieux? Tes muscles sont tendus ou détendus?

Maintenant, pense à quelque chose qui te fait rire et te rend tout excité, ou pense à quelqu'un que tu aimes- ce peut-être ta maman ou ton papa, ton chien ou ton chat, ou une fête d'anniversaire ou quelque chose que tu aimes faire. Regarde dans le miroir à nouveau. Est-ce que ton visage est triste, en colère ou heureux? Est-ce que ton corps se sent lourd ou léger? Te sens-tu mieux ou pire? Tes muscles sont-ils tendus ou détendus?

Je parie que tu sens la différence! Lorsque tu détestais quelque chose, ou que tu étais furieux ou triste, je parie que tu te sentais bien pire. Mais quand tu pensais que tu riais, que tu étais tout excité ou que tu pensais à quelqu'un que tu aimais, tu te sentais mieux. Cela signifie que tu es tellement puissant, que tu peux faire en sorte que ton corps à se sente mieux!

Même lorsqu'on te fait une piqûre, tu peux aider ton corps à se détendre. Si ton corps est détendu, alors tout ira mieux.

Un jour, j'ai aidé Marcelina à tapoter pour que ce ne soit pas aussi douloureux quand l'infirmière lui faisait son intraveineuse. Le corps de Marcelina était tendu et son visage était tout crispé et contracté, car elle s'attendait à avoir mal.

J'ai tapoté avec Marcelina sur le fait de se détendre et d'avoir une grosse veine bien grasse venir à la surface pour que l'infirmière puisse enfoncer l'aiguille facilement. Marcelina s'est détendue, sourit et se mit à rire lorsqu'une grosse veine bien grasse a surgi. L'infirmière a pu faire l'injection au premier essai, et donc Marcelina n'a été piquée qu'une seule fois ce jour-là. Ce fut facile. Elle était vraiment très heureuse.

Ensuite, Marcelina m'a dit qu'elle avait eu peur quand elle est montée sur la table de soin, comme cela s'était toujours passé avant, mais quand nous avons tapoté, elle a tout simplement oublié d'avoir peur. Sa peur avait disparu. Son corps s'était calmé. Elle avait l'impression que sa veine avait grossi et qu'elle avait permis à l'aiguille d'entrer plus facilement. Elle était vraiment très contente.

La mère de Marcelina était très heureuse, elle aussi, de voir sa fille si détendue quand l'intraveineuse s'est faite - la dernière fois il avait fallu trois essais avant de trouver une bonne veine. Elle ne veut pas voir sa fille en souffrance, et donc elle fut reconnaissante que le Tapping ait amélioré les choses pour Marcelina. Le Tapping l'a aidé à aller mieux aussi, et donc tout le monde était heureux.

Rappelez-vous que Marcelina ne croyait pas qu'il était possible d'avoir une injection sans douleur jusqu'à ce que ça lui arrive. Maintenant Marcelina veut partager avec tous les enfants qui doivent avoir une piqûre que le Tapping aide la tête et l'esprit à se détendre et à se sentir mieux. Ensuite, tout est plus facile. Tapote avec nous ici et vois ce qui se passe.

TOUR 1

Tapote sur le point karaté et dis:
Je suis un enfant super, même si je ne veux pas de cette piqûre.
Je suis un enfant fabuleux, même si je n'aime pas les aiguilles.
Je suis un enfant génial, même si je n'aime pas les piqûres.

Sourcils: Je ne veux pas aller à l'hôpital.
Coin de l'oeil: Ils me piquent à chaque fois que j'y vais.
Sous l'oeil: Je ne veux pas monter sur la table.
Sous le nez: Je sais qu'il va y avoir quelque chose qui fait mal.
Menton: Je ne veux pas de piqûre. Ça fait très mal.
Clavicule: Je ne vais pas les laisser me faire ça.
Sous le bras: Ça me fait peur. Je déteste ça.
Dessus de la tête: Ça fait très mal. Je n'aime pas ça.

TOUR 2

Sourcils: J'ai peur pendant des jours avant d'avoir la piqûre.
Côté de l'oeil: Je me bats avec maman et papa parce que je ne veux pas y aller.
Sous l'oeil: Je leur dis que je ne veux pas y aller, mais ils m'obligent.
Sous le nez: Ils savent ça me fait mal, mais ils m'y envoient quand même.
Menton: J'enrage aussi.
Clavicule: Je ne veux pas y aller. Je ne veux pas avoir de piqûre.
Sous le bras: Ils veulent que j'aille mieux, alors ils m'obligent à y aller.
Dessus de la tête: Je veux aller mieux moi aussi, donc même si ça fait mal, je vais y aller.

TOUR 3

Sourcils: Se faire enfoncer une aiguille ça fait mal.

Coin de l'oeil: Je ne veux pas qu'on m'enfonce une aiguille.

Sous l'oeil: Mais je veux vraiment aller mieux.

Sous le nez: Je sais que l'infirmière ne veux pas me faire mal.

Menton: L'infirmière aussi veut que j'aille mieux.

Clavicule: L'infirmière veut trouver la veine du premier coup aussi.

Sous le bras: L'infirmière veut enfoncer l'aiguille qu'une seule fois.

Dessus de la tête: Nous voulons toutes les deux que ce soit facile.

TOUR 4

Sourcils: Je suis une enfant puissante, et donc je peux améliorer.

Coin de l'oeil: Je suis forte, je choisis donc de tapoter pour me sentir mieux.

Sous l'oeil: Le Tapping me fait du bien.

Sous le nez: Je me détends lorsque je tapote.

Menton: Je choisis de me détendre pour que l'aiguille ne me fasse pas mal.

Clavicule: J'aime quand l'aiguille ne me fait pas mal.

Sous le bras: Je sais que quand je détends mon corps, ça me fait presque pas mal.

Dessus de la tête: Je tapote pour me détendre et ça ne me fait pas mal. C'est super!

TOUR 5

Sourcils: Si je détends mon corps, ce sera plus facile.

Coin de l'oeil: Une manière de se détendre c'est de respirer profondément.

Sous l'oeil: Quand je respire profondément, mon corps se détend.

Sous le nez: Je prends une vraie respiration profonde maintenant. Ahhh!

Menton: Le Tapping détend encore plus mon corps!

Clavicule: Quand mon corps se détend, mes muscles se détendent.

Sous le bras: Quand mes muscles se détendent, c'est tellement facile pour l'aiguille de pénétrer.

Dessus de la tête: Alors ça ne fait pas de mal. J'aime bien ça.

TOUR 6

Sourcils: Je sais que si j'ai peur, mon corps est tendu et crispé.

Coin de l'oeil: Je me sens mieux en sachant que je peux respirer profondément et cela m'aide à me détendre.

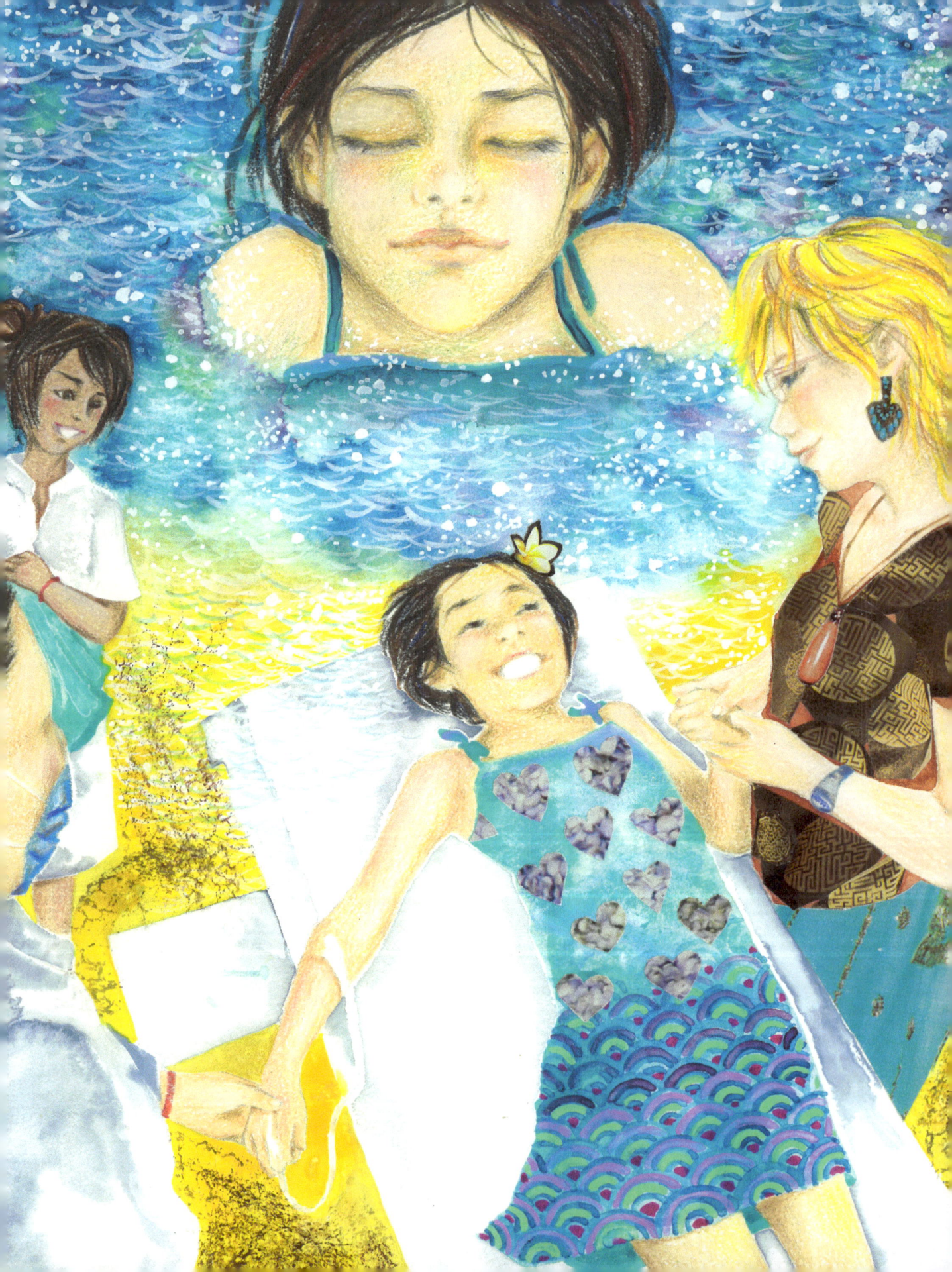

Sous l'oeil: Je peux choisir d'être calme. Je n'oublie pas de respirer parce que ça me détend.

Sous le nez: Je choisis de me détendre et je sais que quand je suis détendue, tout va mieux et plus vite.

Menton: Je ne veux pas oublier de respirer profondément et de tapoter, comme ça, ça ne me fera pas mal quand on m'enfoncera une aiguille.

Clavicule: Je suis tellement puissante. Je peux respirer, tapoter et parler à mon corps aussi.

Sous le bras: Mon corps m'écoute. Il écoute ce que je lui dis.

Dessus de la tête: Je vais coopérer et parler à mes veines.

TOUR 7

Sourcils: Je dis à mes veines que je ne veux pas de veines qui soient fines, et qui se cachent.

Coin de l'oeil: Je veux une veine qui soit volontaire, et qui se montre.

Sous l'oeil: Je veux une veine qui dise "Moi! Moi! Je vais le faire! "

Sous le nez: Alors cette veine vient à la surface.

Menton: Cette grosse veine grasse est facile à voir et facile à piquer.

Clavicule: L'infirmière trouve la grosse veine grasse du premier coup.

Sous le bras: L'aiguille rentre tellement facilement, que je la sens à peine.

Dessus de la tête: Ça me plaît. C'est facile. Je veux que ce soit comme ça à chaque fois.

TOUR 8

Sourcils: Je suis calme, détendue et j'ai une grosse veine grasse.

Coin de l'oeil: Je sais ce qu'il faut faire pour que ce soit mieux. Ça me rend très puissante.

Sous l'oeil: Je pense à respirer, tapoter et me détendre, et c'est terminé avant que je ne m'en aperçoive.

Sous le nez: Je dis à mon corps de m'envoyer une grosse veine bien grasse à la surface.

Menton: Ma veine écoute. Elle se montre aussitôt. Cette grosse veine grasse est facile à voir.

Clavicule: Elle dit: "Moi! Moi! Je suis prête à vous aider." L'infirmière la trouve du premier coup.

Sous le bras: L'aiguille rentre rapidement et c'est terminé. Ouais!

Dessus de la tête: Wow! C'était rapide et facile. Je dis merci à ma veine pour être volontaire.

RAPPELLE-TOI – Tu es puissant. Tu peux aider ton corps à se détendre et à aller mieux. Tu peux choisir d'être calme. Et maintenant tu sais ce qu'il faut faire, et donc tous les soins que tu auras se passeront mieux. N'oublie pas de respirer et de tapoter à chaque fois qu'on te fera une piqûre, de sorte qu'une grosse veine bien grasse peut apparaître et c'est facile et rapide.

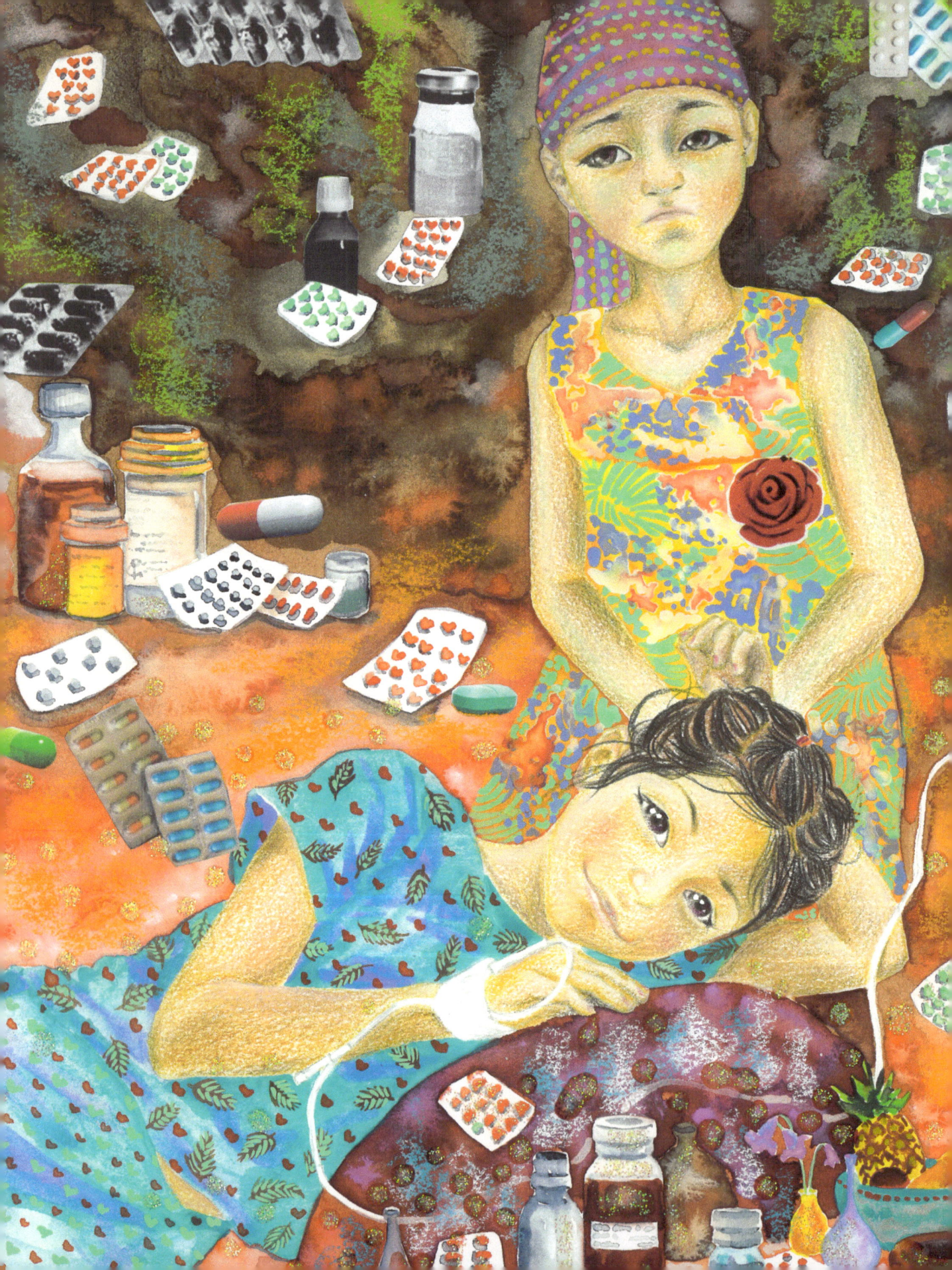

LES MÉCHANTS MÉDICAMENTS ME FONT DU MAL: UTILISER L'EFT POUR LES ÉMOTIONS NÉGATIVES FORTES SUR LES MEDECINS, LES MEDICAMENTS OU LES TRAITEMENTS DIFFICILES

Je parie que, parfois, tu as peur ou que tu es en colère quand tu dois aller à l'hôpital pour un traitement qui fait mal ou qui te rend malade. Tout le monde peut le comprendre. Mais même si c'est compréhensible, ça ne t'aide pas à aller mieux.

Si tu as peur de tes traitements, ou que tu les détestes ou bien que tu détestes les médecins, quand tu dois avoir ces soins de toute façon c'est atroce pour toi. D'accord?

Très souvent, ce sont nos pensées qui nous font mal. Si tes pensées sont en colère ou tristes, ou grincheuses ton corps ton corps aussi trouvera cela atroce. Cela ne t'aide pas à aller mieux. Rappelle toi de l'histoire du changement des cellules tristes en cellules heureuses? (Retourne et vérifie si tu ne t'en souviens pas - c'est à la page 33)

Lorsque tu dois subir une chimiothérapie, des injections, et autres traitements qui ne sont pas drôles du tout, tu peux détester ces traitements. La haine est une émotion forte qui peut affecter ton corps d'une manière négative. Si tu détestes tes médicaments ou que tu crois qu'ils vont te faire du mal tu pourras alors te sentir dans un état pire encore.

Laisse-moi te parler de Liliana, qui a eu d'horribles douleurs pendant quatre jours. Elle se cachait sous les couvertures et gémissait parce qu'elle se sentait vraiment très mal.

Elle avait mal aux dents et des douleurs dans la mâchoire. Les médecins ont fait tous les tests possibles, pour essayer de comprendre pourquoi elle avait ces douleurs, mais ils n'ont pas réussi à trouver la raison. Liliana m'a laissée tapoter avec elle pour voir si ça pourrait l'aider à aller un peu mieux.

Je lui ai demandé ce qu'elle ressentait. Liliana m'a dit qu'elle était en colère contre le médecin qui lui avait donné des médicaments qui lui ont fait horriblement mal. Elle pensait que les médicaments lui faisaient du mal. C'était un énorme problème.

Liliana ne comprenait pas que, parfois, il fallait que les médicaments soient forts pour pouvoir aller profondément là où son corps était malade. Elle ne comprenait pas non plus que sa colère augmentait la douleur plus qu'elle ne l'aurait dû.

C'est ce que nous avons dit lorsque que nous avons tapoté. Pourquoi ne tapoterais-tu pas avec nous pour voir comment nous avons fait diminuer de plus en plus la douleur jusqu'à ce que finalement elle disparaisse?

DEBORAH D. MILLER

TOUR 1

Tapote sur le point karaté et dis:
Même si la douleur est tellement GRANDE, je suis un super enfant.
Même si ça me fait tellement mal, je suis un enfant merveilleux.
Même si je déteste cette douleur et je veux qu'elle s'en aille, mais elle ne le fera pas, je suis un super enfant.

Sourcils: Je suis en colère contre mon médecin.
Coin de l'oeil: Mon médecin me donne des médicaments qui me rendent vraiment, vraiment mal.
Sous l'oeil: Mon médecin me fait du mal avec ces horribles médicaments.
Sous le nez: Je les déteste. Je ne veux pas prendre ces mauvais médicaments.
Menton: Je les déteste. Ils me rendent tellement mal.
Clavicule: Je les déteste. Je ne veux pas les prendre.
Sous le bras: Je me bats contre tout le monde, pour ne pas prendre ces mauvais médicaments.
Dessus de la tête: Je me sens mal parce qu'ils m'obligent à les prendre de toute façon.

TOUR 2

Sourcils: Ces horribles médicaments me mettent dans un état épouvantable.
Coin de l'oeil: Ils me rendent malade.
Sous l'oeil: Je vomis. Je déteste ça.
Sous le nez: Je ne veux pas prendre ces médicaments.
Menton: Ils me rendent malades.
Clavicule: Ils sont censés m'aider, mais je me sens encore plus mal.
Sous le bras: Je me sens malade. J'ai envie de vomir.
Dessus de la tête: Ils me font du mal.

TOUR 3

Sourcils: Mais le médecin est en train de faire ce qu'il / elle a appris à faire - me donner des médicaments.
Coin de l'oeil: Le médecin n'a pas envie que je me sente très mal, il / elle veut que j'aille mieux.
Sous l'oeil: Je prends les médicaments que mon médecin pense être le mieux pour moi.
Sous le nez: Le médecin me donne les médicaments qu'il / elle a appris à me donner.
Menton: Le médecin a passé de nombreuses années à apprendre ce qu'il faut faire pour me faire du bien, et il / elle me donne des médicaments qu'il / elle connaît.
Clavicule: Je sais que je suis en colère parce que les médicaments me rendent malade, mais le médecin ne cherche pas à me faire du mal.

Sous le bras: Mon médecin veut que j'aille mieux et il / elle me donne des médicaments qu'il / elle a appris à utiliser.

Dessus de la tête: Au lieu d'être en colère contre mon médecin, je peux tapoter pour me sentir mieux.

TOUR 4

Sourcils: Je ne suis plus en colère contre le médecin mais je crois toujours que les médicaments me font du mal.

Coin de l'oeil: J'ai l'impression que les médicaments m'esquintent.

Sous l'oeil: Ces médicaments sont vraiment épouvantables.

Sous le nez: Ces médicaments me donnent des vertiges et rendent malade mon estomac et je vomis.

Menton: Je suis tellement en colère contre ces médicaments qui me rendent si mal.

Clavicule: Plus je suis en colère, plus je me sens mal.

Sous le bras: Ça fait du mal d'être en colère contre les médicaments.

Dessus de la tête: Je ressens de la douleur parce que je suis tellement en colère contre ces horribles médicaments.

TOUR 5

Sourcils: Je veux me sentir mieux, et ne pas être en colère contre mes médicaments.

Coin de l'oeil: Les médicaments n'essayent pas de me faire mal.

Sous l'oeil: Ils ne font que leur travail - comme le médecin.

Sous le nez: Mes médicaments ne veulent pas être horribles.

Menton: Ils veulent faire du bien.

Clavicule: Ils veulent m'aider à aller mieux.

Sous le bras: J'aimerais qu'ils m'aident.

Dessus de la tête: je ne veux pas qu'ils me rendent aussi horriblement mal.

TOUR 6

Sourcils: Je veux que les médicaments s'occupent bien de moi.

Coin de l'oeil: Je veux qu'ils m'aident à aller mieux.

Sous l'oeil: Je ne veux pas qu'ils me rendent malade.

Sous le nez: Je veux que mes médicaments soient de bons médicaments.

Menton: Je veux qu'ils fassent leur travail sans me faire souffrir.

Clavicule: Que se passerait-il si je ne détestais pas mes médicaments?

Sous le bras: Je pourrais me sentir mieux. Je pourrais faire quelque chose pour que ce travail se fasse mieux aussi.

Dessus de la tête: Je choisis d'arrêter de détester mes médicaments et de les laisser m'aider à la place.

TOUR 7

Sourcils: Je pourrais dire merci à mes médicaments à la place.

Coin de l'oeil: Je les remercie pour bien faire leur travail.

Sous l'oeil: J'entoure aussi les médicaments d'amour et d'une extraordinaire lumière colorée. (Quelle couleur choisis-tu?)

Sous le nez: Je peux mettre mes médicaments dans une potion magique de guérison.

Menton: Une potion magique de guérison qui guérit mon corps.

Clavicule: Une potion de guérison magique qui me débarrasse des parties malades.

Sous le bras: J'aime avoir une potion magique de guérison pour m'aider à aller mieux. Tout est possible quand tu as une potion magique de guérison.

Dessus de la tête: Je mets mes médicaments dans une potion magique de guérison et je les entoure d'une belle lumière colorée. (Imagine la couleur que tu souhaites.)

TOUR 8

Sourcils: Je demande à mon corps de laisser les médicaments faire leur travail comme s'ils étaient une potion magique de guérison.

Coin de l'oeil: Mon corps sait comment faire ça pour que je continue à me sentir bien.

Sous l'oeil: Mon corps et ma potion magique de guérison travaillent ensemble et je me sens mieux.

Sous le nez: J'aime que mon corps et mes médicaments soient dans la même équipe.

Menton: Ils travaillent ensemble, donc je me sens mieux. Cela me fait du bien.

Clavicule: c'est tellement mieux de travailler ensemble que de détester mes médicaments.

Sous le bras: Je me sens déjà mieux maintenant de ne pas détester mes médicaments. Je sais que ce sont mes potions magiques de guérison et elles m'aident à aller mieux.

Dessus de la tête: Je suis une enfant très gentille et je veux me sentir bien.

TOUR 9

Sourcils: Je remercie mes médicaments parce que leur travail c'est de m'aider à aller mieux.

Coin de l'oeil: J'imagine mes médicaments entourés d'une belle lumière de couleur et d'amour qui les protège et me protège de leurs effets désagréables.

Sous l'oeil: Mes médicaments ne doivent pas m'attaquer et me faire du mal.

Sous le nez: Mes médicaments peuvent faire ce qu'ils sont censés faire - me débarrasser de cette maladie - mais garder tout ce qui va bien.

Menton: La lumière de couleur entoure mes médicaments et me protège de leurs effets désagréables.

Clavicule: Je suis vraiment puissante. Je peux dire à mes médicaments comment se comporter.

Sous le bras: Je leur dis d'être une potion magique de guérison.

Dessus de la tête: Je dis à mes médicaments comment se comporter et de bien s'occuper de moi. Je dis à mes médicaments de prendre soin de moi et de ne pas me faire de mal, parce qu'ils sont maintenant mes potions magiques de guérison.

TOUR 10

Sourcils: J'enveloppe mes médicaments de la lumière colorée pour qu'ils ne me fassent pas de mal.

Coin de l'oeil: J'ai des médicaments de potions magiques de guérison.

Sous l'oeil: Ce sont de bons médicaments, pas de mauvais médicaments.

Sous le nez: Mes médicaments sont une potion magique de guérison qui me fait aller mieux.

Menton: Ça me rend très puissante de dire à mes médicaments comment se comporter.

Clavicule: Je dis à mes médicaments de m'aider à aller mieux et je dis à mon corps de guérir.

Sous le bras: Cela me rend puissante et prête à me sentir bien.

Dessus de la tête: Ça me plait de pouvoir parler à mon corps et à mes médicaments. Ça me rend puissante.

TOUR 11

Sourcils: J'ai le pouvoir de choisir de me sentir bien.

Coin de l'oeil: Je parle à mon corps. Je parle à tout ce qui est en moi. Je dis à mon corps d'être calme.

Sous l'oeil: Je parle à mes médicaments. Je leur dis d'être gentil avec moi.

Sous le nez: Je dis à mon corps et à mes médicaments de travailler ensemble pour que j'aille mieux.

Menton: Je sais que mes médicaments de potions magiques de guérison m'aident à aller mieux.

Clavicule: Je choisis d'avoir de bons médicaments, pas de mauvais médicaments, parce que je veux aller mieux.

Sous le bras: Je tapote pour me sentir mieux. Je choisis d'aller mieux.

Dessus de la tête: Ça me rend très puissante. Et ça m'aide à aller mieux, aussi. Whoohoo!

LE MAL DE DENT DE LILIANA S'EST ENVOLÉ

Liliana détestait tellement ses médicaments que sa dent lui a fait mal. Les médecins n'arrivaient pas à comprendre pourquoi sa dent lui faisait si mal. Mais quand nous avons tapoté sur ce qu'elle ressentait par rapport à ses médicaments qui lui faisaient mal, et tapoté sur le fait qu'elle les haïssait, elle se détendit et sa douleur a disparu! Fais attention à ce que tu penses de tes médicaments. Ça pourrait tout changer dans la façon dont ton corps va réagir. Envoie de l'amour à tes médicaments et remercie-les. Demande à tes médicaments de t'aider, pas de te blesser. Tu pourras constater que tu te sens de mieux en mieux. Rappelle-toi de ne pas te culpabiliser si tu te sens horriblement mal ou si tu as des pensées négatives. Cela fait partie de l'être humain. Ce qui est important c'est de savoir que ce que tu penses et ce que tu ressens peut faire empirer les choses ou les améliorer. Ce qui est mieux encore c'est que tu peux choisir ce que tu penses et ressens. Le Tapping t'aide à te sentir bien et avoir des pensées heureuses, plutôt que de te sentir horriblement mal, enragé et triste. Qu'est-ce que tu préfères?

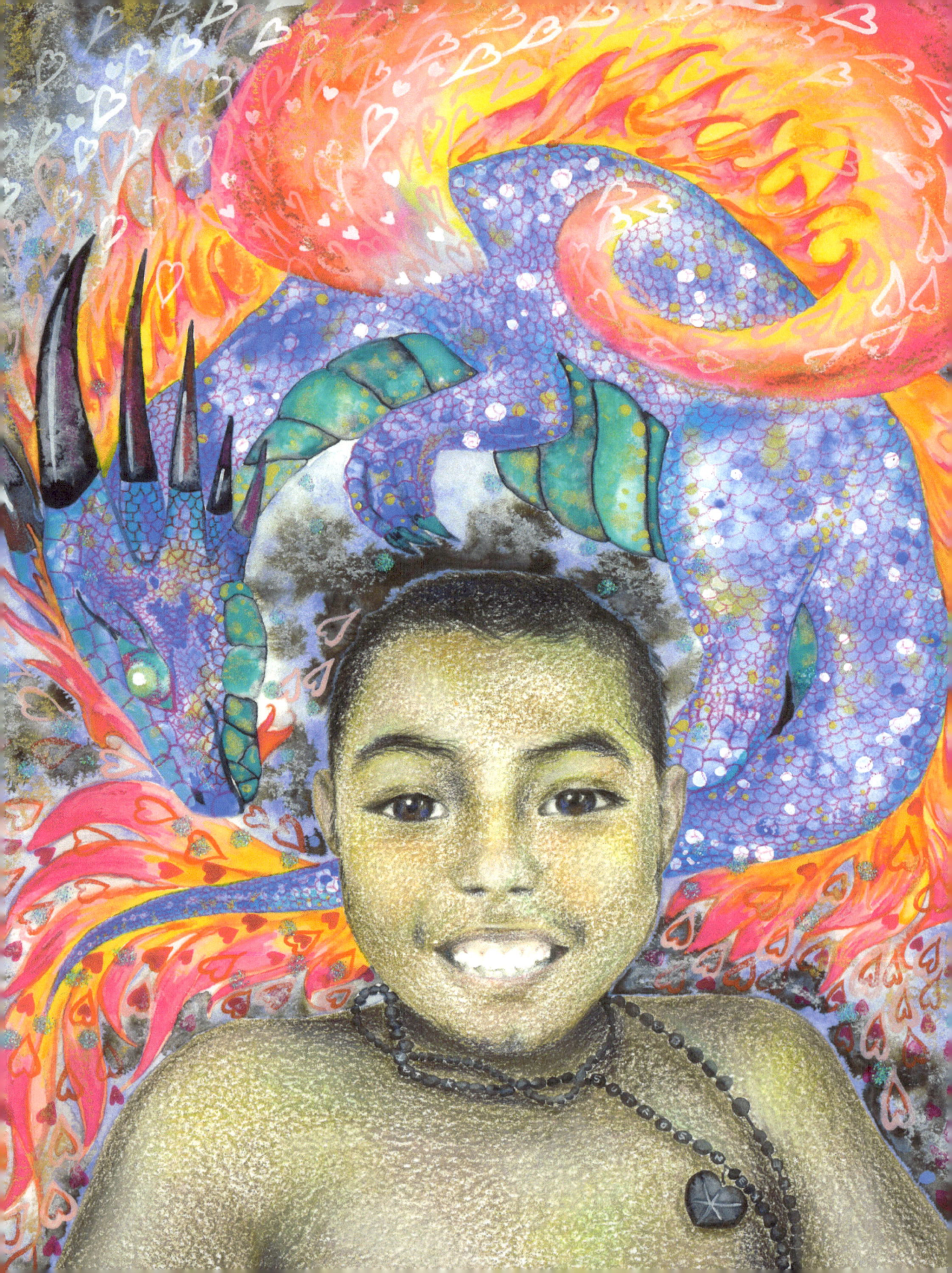

DIEGO ET LE DRAGON AUX FLAMMES D'AMOUR

Diego était vraiment très heureux car il achevait ses deux années de traitements du cancer. Il avait de grands projets pour devenir peintre styliste en graffiti, sauf qu'il commençait à se sentir malade - il avait de la fièvre et il se sentait vraiment fatigué.

Quand Diego se rendit à ce qui aurait dû être son dernier rendez-vous, son médecin lui dit qu'il faisait une rechute et qu'il devait recommencer ses traitements. Il ne pouvait pas imaginer faire encore deux ans de traitements. Diego n'était vraiment pas content. En fait, il était très triste et ne voulait absolument rien faire. Après deux ans de traitements, il avait pensé qu'il en avait fini avec les hôpitaux, mais aujourd'hui ce n'était pas le cas. Il se sentait déprimé. En plus de ça il avait aussi de la fièvre.

Que ferais-tu si on te disait que tu faisais une rechute? Comment te sentirais-tu? Voudrais-tu abandonner? Ou bien ferais-tu ce que Diego a fait plus tard – devenir puissant et choisir d'aller mieux encore une fois? Lis la suite pour voir comment cela s'est passé. Je suis venue rendre visite à Diego avec TappyBear. Diego aimait tapoter avec nous, parce qu'il se sentait toujours mieux ensuite, plus détendu et plus positif. Je l'aidais aussi à comprendre comment ses pensées et ce qu'il ressentait affectaient son corps. Ce qui l'aidait à prendre de meilleures décisions et lui permettait de faire le choix d'être heureux et de faire tout ce qu'il fallait pour aller mieux. Diego me disait comment il se sentait dans son corps quand il tapotait, et ça nous aidait à trouver des affirmations de Tapping qui fonctionneraient le mieux pour lui.

J'ai demandé à Diego quel animal pouvait l'aider à se sentir fort. Il me dit que c'était un dragon. Le dragon est devenu alors son "animal de puissance". Sais-tu ce qu'est un animal de pouvoir? Non? Eh bien, un animal de puissance est un animal qui, quand tu penses à lui, te fait te sentir plus fort et plus puissant. Ce peut être n'importe quel animal. Celui de Diego c'est le dragon. Le tien peut être n'importe lequel- peut-être un tigre, un chien, un ours, un cheval, un scorpion ou même un chat ou un lapin!

Tapote en même temps que nous pour voir comment Diego a utilisé son animal de puissance pour aller mieux. Tu peux utiliser les mots de Diego et son animal de puissance ou tu peux utiliser ton propre animal de puissance. Il suffit de dire le nom de ton animal de puissance à chaque fois que l'histoire dit "dragon" et au lieu de "flammes d'amour", mets ce que ton animal fait pour te rendre fort - par exemple, rugir, aboyer, se tenir debout, courir comme le vent, ou toute autre chose!

TOUR 1

Tapote sur le point karaté et dis:
Même si je n'ai pas envie d'être encore malade, je suis un super enfant merveilleux.
Même si le médecin m'a dit que je devais avoir d'autres traitements, je suis un très bon garçon.
Même si je n'ai pas envie d'avoir d'autres traitements et je veux que ce soit fini avec les hôpitaux, je suis un enfant génial.

Sourcils: Je ne veux plus me sentir si mal.

Coin de l'oeil: Je ne veux pas être malade.

Sous l'oeil: J'ai une horrible fièvre.

Sous le nez: Je ne veux plus prendre encore de médicaments. Beurk !

Menton: Je veux jouer et m'amuser.

Clavicule: Je veux passer du temps avec mes amis.

Sous le bras: Je me sens tellement triste.

Dessus de la tête: Ce n'est PAS DRÔLE!

C'est le moment où vous choisissez votre animal de puissance. J'ai demandé à Diego de penser à son animal de puissance, le dragon, pendant que nous continuions à tapoter. Toi aussi penses à ton animal de puissance.

TOUR 2

Sourcils: J'ai un dragon. Il est vraiment puissant!

Coin de l'oeil: J'ai un dragon puissant qui m'aide à aller mieux.

Sous l'oeil: J'ai un dragon sympa et utile.

Sous le nez: Il veut que j'aille mieux et il est très fort.

Menton: Quand je pense à lui je me sens plus fort.

Clavicule: Il est très puissant et souffle du feu.

Sous le bras: Ce feu est extraordinaire.

Dessus de la tête: Il est fait d'amour.

TOUR 3

Sourcils: Le dragon a des flammes d'amour.

Coin de l'oeil: Ces flammes d'amour sont tellement belles.

Sous l'oeil: Les flammes d'amour sont tellement fortes et puissantes.

Sous le nez: Je sens comme elles sont puissantes; comme l'amour est puissant.

Menton: Les flammes d'amour rendent mon corps fort et puissant.

Clavicule: L'amour est la force la plus puissante qui soit.

Sous le bras: L'amour aide mon corps à se sentir mieux.

Dessus de la tête: Les flammes d'amour me rendent heureux et plein d'énergie.

TOUR 4

Sourcils: J'aime être fort et je veux aider mon corps à se sentir mieux.

Coin de l'oeil: Je demande le mon dragon aux flammes d'amour de venir m'aider à chaque fois que je le veux.

Sous l'oeil: Des flammes d'amour viennent de mon dragon.

Sous le nez: Ce dragon fait partie de ma puissance.

Menton: Les flammes d'amour se débarrassent de tout ce qui n'est pas bon pour moi.

Clavicule: Les flammes d'amour me débarrassent de toutes les mauvaises choses.

Sous le bras: Les flammes d'amour guérissent les endroits en moi qui ont mal.

Dessus de la tête: Les flammes d'amour me réchauffent, me câlinent et m'aiment.

TOUR 5

Sourcils: Je me sens tellement bien quand les flammes d'amour me protègent de tous les maux.

Coin de l'oeil: Les flammes d'amour de mon dragon sont mes amies.

Sous l'oeil: Mon corps le sait, et ça aide mon corps à se sentir mieux.

Sous le nez: Mon corps est enveloppé dans des flammes d'amour. J'aime ça. J'aime mon dragon avec des flammes d'amour.

Menton: Les flammes d'amour transforment les parties en moi qui ne sont pas en bonne santé.

Clavicule: Les flammes d'amour transforment l'horrible en beau.

Sous le bras: Les flammes d'amour retirent la maladie de mes cellules et elles se sentent mieux.

Dessus de la tête: Les flammes d'amour entourent ma tristesse et toutes les parties qui sont malades et elles se sentent tellement aimées, câlinées, et belles, qu'elles vont mieux.

TOUR 6

Sourcils: L'amour guérit tellement bien. L'amour m'aide à aller mieux.

Coin de l'oeil: J'aime que les flammes d'amour se développent en moi.

Sous l'oeil: Elles se développent dans les parties malades de mon corps.

Sous le nez: L'amour me fait du bien, me câline, me soigne et m'aime.

Menton: Ça guérit mon cœur et ça permet à mon corps d'aller mieux aussi.

Clavicule: L'amour est tellement puissant, tout comme mon dragon aux flammes d'amour.

Sous le bras: Quand j'aime, je suis puissant aussi. Mon corps se sent puissant.

Dessus de la tête: L'amour rend mon corps puissant et je peux aller mieux.

Diego s'est senti aimé et soigné grâce aux flammes d'amour qui sortent du dragon.

Les flammes d'amour ont renforcé son corps. Sa fièvre a disparu. Il a décidé qu'il voulait aller encore mieux. Il avait le pouvoir de choisir d'être heureux et de profiter de chaque jour. Diego a utilisé l'EFT tous les jours, avec son dragon aux flammes d'amour pour l'aider à aller de mieux en mieux. Toi aussi tu le peux!

Lorsque tu te sens horriblement mal ou que tu reçois de mauvaises nouvelles, tu peux aussi tapoter avec ton animal de puissance pour aller mieux. Imagine l'animal qui te permet de te sentir fort et puissant, qui t'aide et te rend fort. Tapote avec ton animal de puissance tous les jours. Tu peux lui demander d'être toujours là pour t'aider. Ensemble, vous allez être très puissant. Vous faites une superbe équipe!

Cette histoire sur le pouvoir de l'animal de Diego, le dragon, c'est comme ça que le titre de ce livre, "Le dragon aux flammes d'amour", a vu le jour. Merci, Diego.

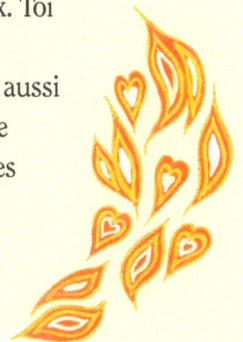

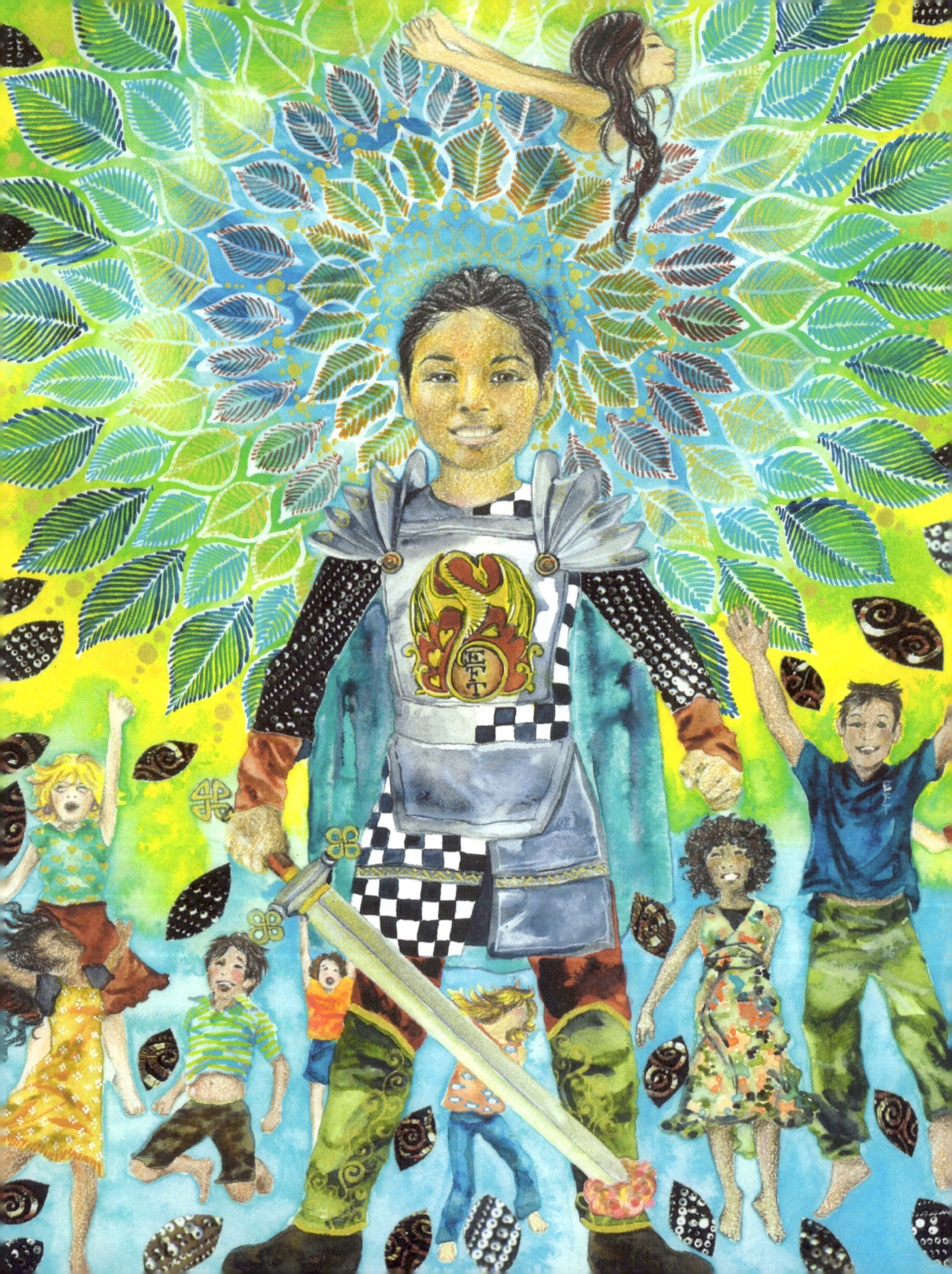

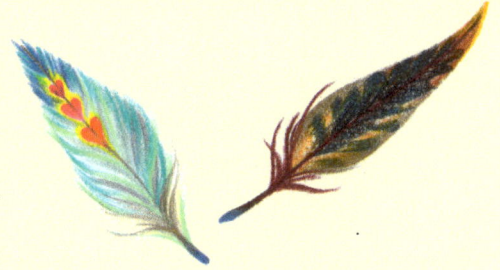

RODOLFO, CHAMPION EFT

À onze ans Rodolfo est un champion EFT. Il n'a pas commencé par être champion. En fait, il était très critique. (Quelqu'un qui est critique cherche toujours ce qui va mal, ou un défaut). Rodolfo a convenu qu'il était même très critique envers lui-même. Il était constamment en colère après lui pour ne pas faire les choses parfaitement. Il se critiquait même de ne pas guérir assez vite. Il se montrait toujours insatisfait que ce soit vis à vis de lui-même ou de sa famille. C'est vraiment difficile d'être parfait tout le temps.

Comme il n'aimait pas cette autocritique, nous avons cherché avec Rodolfo des moyens pour qu'il soit plus gentil avec lui-même. Nous sommes aussi allés voir comment les émotions peuvent affecter différentes parties de notre corps.

Si tu es généralement heureux et joyeux, cela aura une bonne influence sur ton corps Si tu es souvent en colère et de mauvaise humeur, alors ton corps sera lui aussi dérangé.

Différentes parties du corps, tels que le coeur, les reins, le foie, les bras, les jambes et le dos, font chacune un travail différent. Il est intéressant de savoir que certaines émotions ou sentiments se connectent plus fortement à certaines parties du corps.

Si tu te sens " rabaissé" ou critiqué par les autres, ou si tu es très critique envers toi-même, alors ces émotions ont tendance à avoir un effet plus important sur les reins. Tout comme Rodolfo. Il était tout le temps hyper critique avec lui-même et la partie de son corps qui était malade c'était son rein droit. Il avait une tumeur à cet endroit. C'était douloureux – tout comme le fait d'être tout le temps critique envers lui-même lu faisait du mal.

Fais attention et tu reconnaîtras si tu es critique ou dur envers toi-même. Réfléchis à ces questions:

♥ Es-tu critique envers toi?

♥ Quand es-tu le plus critique- à l'école, à la maison ou ailleurs?

♥ Pourquoi? Est-ce à cause de ton apparence, ou parce qu'il y a quelque chose que tu ne fais pas bien?

Tapote avec nous pour que toi aussi, tu puisses passer de la critique à la gentillesse envers toi-même.

TOUR 1

Tapote sur le point karaté et dis:

Même si je suis tellement critique envers moi-même, je suis un enfant génial.

Même si je suis très dur avec moi-même, je suis un enfant génial.

Même si je me reproche de mal faire les choses, je suis un enfant adorable.

Sourcils: Je suis tellement critique envers moi-même.

Coin de l'oeil: Je me dis toujours que je suis mauvais, ou que j'ai fait quelque chose de mal.

Sous l'oeil: Je me rabaisse.

Sous le nez: Je suis dur avec moi, comme ma tumeur.

Menton: Je suis très dur avec moi.

Clavicule: Je me dis tout le temps à quel point je suis nul.

Sous le bras: Je me dis que je ne suis pas assez bien.

Dessus de la tête: Et je le crois.

TOUR 2

Sourcils: Je critique les autres aussi.

Coin de l'oeil: Je suis dur avec eux aussi.

Sous l'oeil: Je leur dis qu'ils ne sont pas assez bien.

Sous le nez: Ils me mettent en colère.

Menton: Alors ma famille se met en colère contre moi.

Clavicule: Ma famille me critique aussi.

Sous le bras: Ils sont durs avec moi.

Dessus de la tête: Toute cette affreuse critique. Ça fait tellement de mal. C'est tellement dur.

TOUR 3

Sourcils: Mes pensées étaient tellement dures et mauvaises.

Coin de l'oeil: Tous les jours j'avais des pensées dures et mauvaises.

Sous l'oeil: Cette tumeur dure dans mon rein est exactement comme mes pensées dures.

Sous le nez: Mon corps a fabriqué une tumeur dure pour stocker toute cette critique.

Menton: J'ai été tellement méchant avec moi-même que mon corps a cherché un endroit pour cacher toute cette méchanceté et cette dureté.

Clavicule: Il a trouvé un endroit pour cacher cette critique, dans la tumeur de mon rein.

Sous le bras: Mon corps a essayé de prendre cette critique et d'emballer le tout dans un petit endroit.

Dessus de la tête: Mon corps a essayé de me défendre en stockant toute cette critique dans ma tumeur.

TOUR 4

Sourcils: Mon corps a essayé de la cacher pour que ça ne me fasse plus autant de mal.

Coin de l'oeil: Être méchant avec moi-même ça fait vraiment mal. Être méchant avec les autres, ça fait mal aussi.

Sous l'oeil: J'étais blessé quand les autres n'ont pas aimé ce que j'ai dit ou fait.

Sous le nez: Ça fait mal quand les gens disent des méchantes choses sur moi, même si je suis habitué à parler de moi comme ça.

Menton: Je suis cruel avec moi parfois.

Clavicule: Je ne sais même pas pourquoi je suis si méchant avec moi-même.

Sous le bras: Je peux être tellement méchant avec ma famille aussi.

Dessus de la tête: je n'aime pas être critique envers moi et ma famille.

TOUR 5

Sourcils: Je suis fatigué d'être méchant avec moi-même.

Coin de l'oeil: Je peux changer. C'est mon choix. Je peux choisir d'être plus gentil avec moi à la place.

Sous l'oeil: Je vais commencer par rechercher quelque chose de bien que j'ai fait.

Sous le nez: Je ne suis pas habitué à être gentil avec moi, mais je vais en parler tous les jours.

Menton: Je peux trouver de bonnes choses sur moi si j'essaye et puis en parler.

Clavicule: Par exemple, je suis en ce moment un très bon enfant je peux donc arrêter d'être méchant avec moi.

Sous le bras: Je choisis d'être plus gentil avec moi, même si je fais une erreur.

Dessus de la tête: Cela peut demander un peu de pratique et ça peut même prendre un certain temps, mais ça me fera du bien d'être gentil avec moi.

TOUR 6

Sourcils: Je choisis de regarder les belles choses en moi.

Coin de l'oeil: Je choisis d'être gentil avec moi.

Sous l'oeil: Je suis un super gamin et je suis doué.

Sous le nez: Je peux être gentil avec ma famille aussi.

Menton: Je choisis de dire des choses gentilles sur moi et sur les autres.

Clavicule: Je choisis de me féliciter quand je fais bien.

Sous le bras: Je le mérite. En fait, je suis un enfant extraordinaire.

Dessus de la tête: Je me dis des choses gentilles et des choses gentilles aux autres. Je peux choisir de regarder les belles choses.

Rodolfo se sentait beaucoup mieux parce qu'il avait fait le choix d'être plus gentil à lui-même. Il aimerait que tu fasses la même chose.

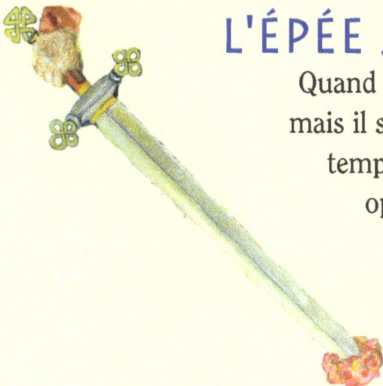

L'ÉPÉE JAUNE

Quand l'heure de l'opération est arrivée pour enlever la tumeur, Rodolfo avait peur, mais il savait qu'il pouvait chasser toutes ces craintes en tapotant. Tapote en même temps maintenant pour te sentir fort si tu as une tumeur, ou si tu dois subir une opération aussi.

J'ai demandé Rodolfo d'imaginer à quoi ressemblait sa tumeur. Rodolfo m'a dit qu'elle était grosse comme un pamplemousse et que les cellules de la tumeur se trouvaient à l'intérieur de ce pamplemousse.

Alors j'ai demandé à Rodolfo, "Si tu t'imagines faire tout ce qu'il faut, afin d'enlever cette tumeur, que ferais-tu?" Il m'a dit, "la découper avec une épée." Bien sûr, c'était une épée magique - un épée magique jaune. Si tu avais une épée magique, à quoi ressemblerait-elle? De quelle couleur serait-elle? Et à quoi l'utiliserais-tu?

Rodolfo a tapoté en imaginant qu'il utilisait son épée magique jaune pour se débarrasser de la tumeur. Puis il tapota tout en imaginant les médecins qui retiraient la tumeur pour qu'il puisse être complètement guéri. Tapote avec Rodolfo maintenant.

TOUR 7

Tapote sur le point karaté et dis:

Même si j'ai cette vilaine tumeur à l'intérieur de moi, je suis un enfant merveilleux.

Même si je n'aime pas cette vilaine tumeur qui ressemble à un pamplemousse, je suis un super gamin.

Même si je veux me débarrasser de cette tumeur grosse comme un pamplemousse, je suis un enfant extraordinaire.

Sourcils: J'ai une épée magique. Elle me rend puissant.

Coin de l'oeil: Ma puissante épée magique me donne la force d'arracher toutes les mauvaises paroles que je me suis dites.

Sous l'oeil: Mon épée magique jaune coupe tous les mots méchants et mauvais, que je me suis dits.

Sous le nez: Tous ces mauvais mots stockés dans ma tumeur peuvent être découpés en petits morceaux et disparaître - PFUUT! Juste comme ça.

Menton: Mon épée magique découpe ces mauvais mots en petits morceaux.

Clavicule: Mon épée magique découpe toutes les pensées dures que j'avais de moi-même en petits morceaux.

Sous le bras: Mon corps s'en débarrasse. PFUUT! Ils sont partis.

Dessus de la tête: Je n'ai plus besoin d'elles. Je vais être gentil avec moi maintenant.

TOUR 8

Sourcils: Mon épée magique me débarrasse aussi de toutes les choses méchantes que j'ai dites aux autres.

Coin de l'oeil: Je découpe toutes les vilaines et méchantes choses que j'ai dites et je m'en débarrasse.

Sous l'oeil: Mes coups d'épée magiques découpent tous ces mots méchants et mauvais qui restent et ils les retirent et les font disparaître. Il n'y en a plus besoin.

Sous le nez: Même la plus minuscule méchante pensée ou sentiment sont découpés.

Menton: Mon épée magique retire tous les méchants mots et laisse la place aux gentils mots.

Clavicule: Je suis en sécurité quand je suis gentil avec moi. Je suis prêt à ce que les mots gentils et affectueux remplissent tout l'espace laissé par les mots méchants qui ont maintenant disparu.

Sous le bras: J'utilise mon épée pour découper cette tumeur en touts petits morceaux aussi. Et voilà: coupe, coupe, coupe. Tout ce qui reste ce sont des morceaux minuscules.

Dessus de la tête: Mon corps enlève aussi en douceur et en toute sécurité tous ces morceaux.

Roldolfo a découpé toutes la mauvaise "énergie" de ses paroles et de ses pensées qui étaient stockées dans cette tumeur. Il s'imaginait découpant la tumeur en petits morceaux avec son épée magique. Maintenant, il était prêt à ce que les médecins retirent la tumeur physique aussi. Elle non plus, on n'en avait plus besoin. Rodolfo aime les anges, alors il a demandé que quelques anges viennent le protéger et prendre soin aussi des médecins et des infirmières.

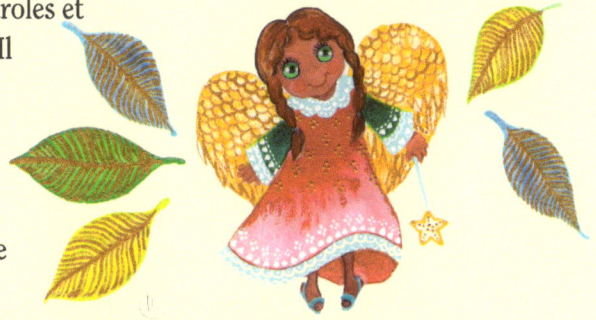

TOUR 9

Sourcils: Avant l'opération, je souris et je ris avec les infirmières et les médecins.
Coin de l'oeil: Ils me soignent vraiment bien.
Sous l'oeil: Ils prennent soin de moi.
Sous le nez: Je vais dormir sans soucis.
Menton: Je sais que le chirurgien fait son travail le mieux possible.
Clavicule: Je demande que cinq anges soient là avec moi pour prendre soin de moi, des médecins et des infirmières. Un pour chacun de nous – et même un pour ma tumeur.
Sous le bras: J'ai confiance que tout va très bien se passer. J'ai confiance que ma tumeur pourra être retirée facilement.
Dessus de la tête: J'envoie à ma tumeur une protection pour avoir retenu toutes mes critiques et je lui dis qu'elle n'a plus besoin de le faire.

TOUR 10

Sourcils: Avec mon épée je suis prêt pour l'opération aussi.
Coin de l'oeil: Je retire toute la mauvaise énergie de la tumeur avec mon épée.
Sous l'oeil: Les médecins vont retirer la partie physique de cette tumeur.
Sous le nez: C'est bien d'avoir des médecins pour m'aider à retirer cette tumeur qui retient mes mauvaises pensées.
Menton: Les médecins découpent la tumeur et avec elle, toutes les cellules qui portent mes mauvaises pensées.
Clavicule: Les médecins retire prudemment la tumeur, et ça supprime aussi automatiquement l'endroit où je stocke les mauvaises vieilles pensées.
Sous le bras: Nous supprimons l'endroit où j'ai stocké les mauvais trucs. Ça veut dire que je reprends tout depuis le début sans me critiquer.
Dessus de la tête: Ça veut dire que je peux commencer à me dire de belles choses pour remplir l'espace vide qui reste. Ça veut dire que je peux m'aimer.

Rodolfo était prêt pour l'opération. Il y est allé avec une attitude positive, sûr que tout allait bien se passer. Et en effet, tout s'est bien passé!

Après l'opération, Rodolfo a tapoté pour s'assurer qu'il restait positif et ne recommençait pas à se dire des choses méchantes. Tu peux le faire toi aussi. Tapote un peu tous les jour pour pouvoir continuer à te dire de belles choses.

TOUR 11

Tapote sur le point karaté et dis:

Même si avant j'étais très méchant avec moi, il ne faut plus que je le fasse.

Même si avant j'étais très méchant et critique envers moi-même, je suis libéré de ça maintenant. Je suis libre de m'aimer comme je le devrais.

Même si avant je disais des choses méchantes sur moi, maintenant je dis des belles choses.

Sourcils: Je suis un enfant génial et je suis gentil avec moi.

Coin de l'oeil: Je ne prends pas tout pour moi.

Sous l'oeil: Je sais quand quelque chose me concerne ou pas.

Sous le nez: Je suis un bon garçon, je ne suis pas mauvais.

Menton: Je me dis quel bon garçon je suis, et ensuite je fais donc de bonnes choses.

Clavicule: Je ne dois pas me critiquer. Je ne dois pas accepter non plus que les autres me critiquent.

Sous le bras: Au lieu de critiquer les autres, je les félicite pour leurs bons côtés.

Dessus de la tête: Je dis aussi des choses gentilles sur moi, parce que je m'aime.

TOUR 12

Sourcils: Je suis gentil avec moi parce que je suis un bon garçon.

Coin de l'oeil: J'aime être gentil avec moi, parce que ça me rend heureux.

Sous l'oeil: Quand je suis gentil avec moi ça me rend gentil avec les autres aussi.

Sous le nez: Ensuite tout le monde se sent bien. J'aime ça.

Menton: Je veux que tout le monde se sente bien et le ressente profondément.

Clavicule: Je cherche les bonnes choses en moi. Je cherche les bonnes choses dans les autres. Et je me sens tellement bien, tellement heureux.

Sous le bras: J'aime cette façon dont ça me fait du bien. J'aime la façon dont ça fait du bien aux autres aussi.

Dessus de la tête: Quand je m'aime c'est tellement bon et c'est tellement bon pour mon corps aussi.

Rodolfo n'a pas arrêté de tapoter pour rester gentil avec lui-même. Tu peux faire la même chose. Et regarde ce que Rodolfo a fait d'autre!

RODOLFO EST UN CHAMPION DE L'EFT

Waouh! Rodolfo est un jeune garçon qui tapote tous les jours - et pas seulement. Parce qu'il reconnaît à quel point il se sent bien quand il fait l'EFT, il a décidé de l'enseigner à sa famille et ses amis. Il tapote tous les jours avec ses parents. Il l'a enseigné à ses deux jeunes frère et soeur, ses oncles et tantes, ses cousins et ses meilleurs amis. Deux de ses amis passent tous les jours après l'école et ils tapotent ensemble. Il avait promis de tapoter deux fois par jour, pour être gentil avec lui-même, et de ne pas critiquer - mais il est allé bien au-delà.

Quand je le regarde, je me rends compte à quel point il va bien. Il est fabuleux. Il a plein de cheveux sur la tête, il a grandi, et a le sourire le plus incroyable. Mais au-delà de tout cela, la chose la plus évidente que vous remarquerez c'est le sentiment de paix qui l'entoure. Ça se voit dans ses yeux. C'est pourquoi Rodolfo est un champion de l'EFT.

Toi aussi tu peux être un champion de l'EFT! Tapote tous les jours et partage le Tapping avec tous ceux que tu aimes pour qu'ils puissent en profiter aussi.

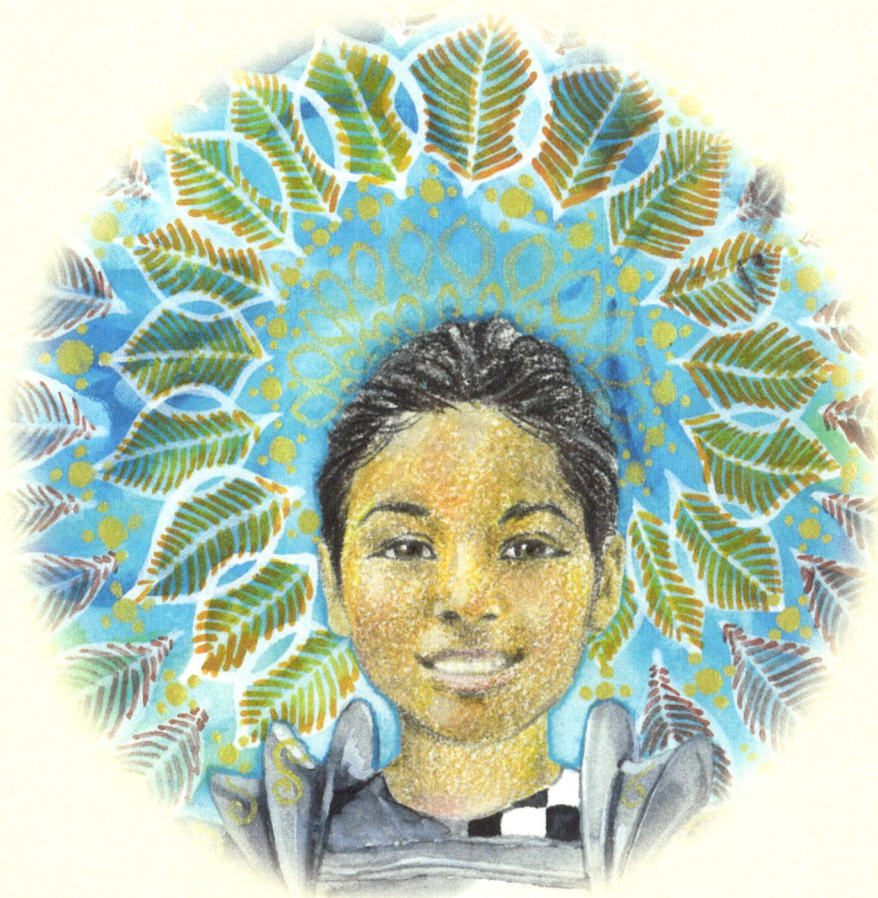

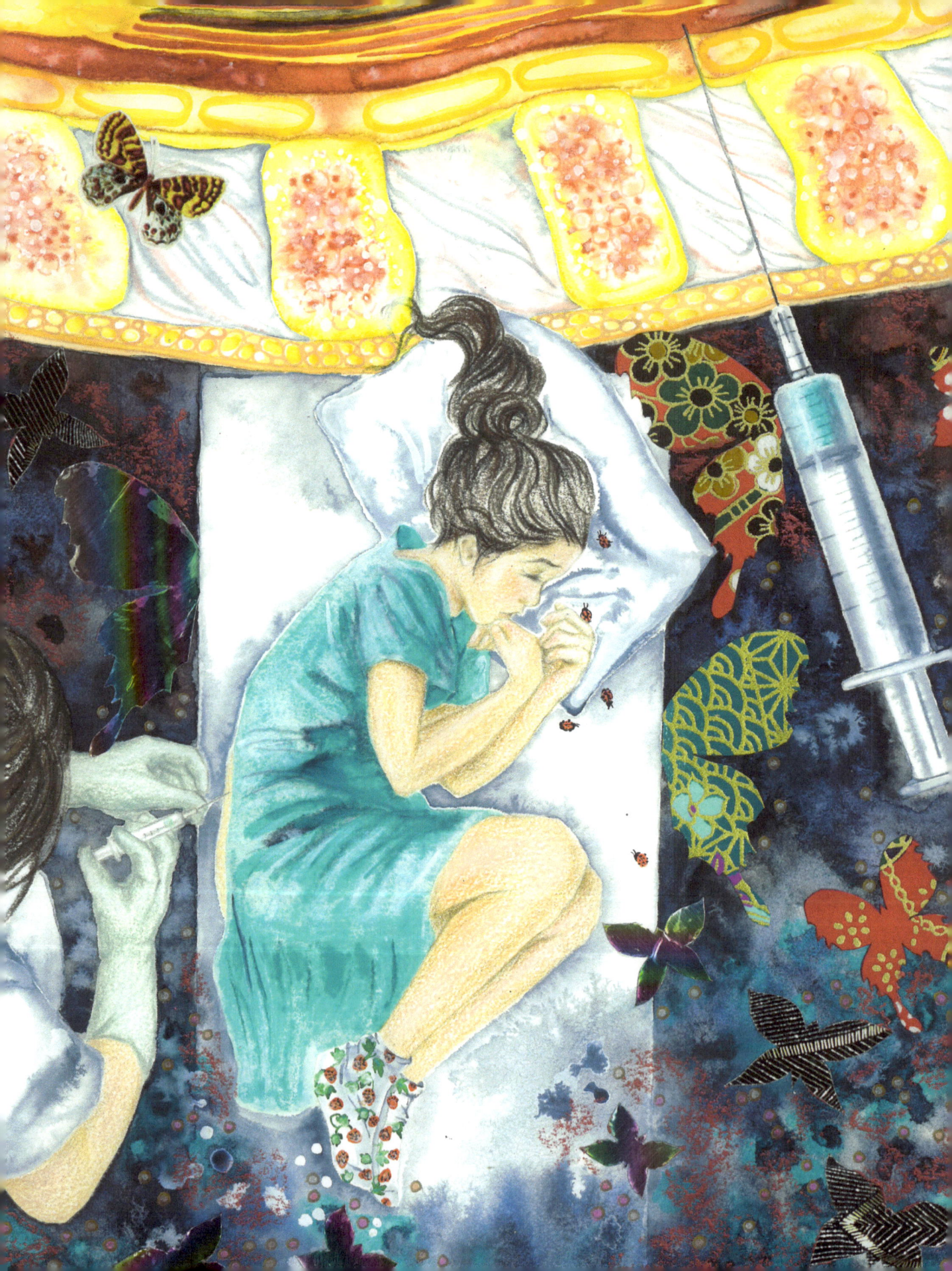

PONCTION LOMBAIRE: GROSSE AIGUILLE, PETITE DOULEUR

REMARQUE AUX PARENTS:

Une ponction lombaire c'est l'un des traitements contre lequel les enfants se battent le plus, en raison du positionnement et de la douleur qui peut y être associée. Voyons comment nous pouvons accomplir ce traitement aussi doucement et indolore que possible.

En premier lieu, expliquer à votre enfant ce qui va se passer lui permet de participer afin que l'expérience soit plus agréable. Si votre enfant est tendu et a peur, le processus est plus douloureux. Quand ils sont calmes, les enfants en général traversent le processus comme si c'était une petite piqûre d'épingle.

Deuxièmement, apprenez à votre enfant quelques astuces. Montrez lui votre poing quand il est fermé hermétiquement et appuyez dessus pour lui montrer comme il est dur. Dites-lui que c'est exactement comme ça qu'est le dos quand il est tendu. Ensuite, fermez votre main, mais en la laissant détendue. Appuyez dessus pour lui montrer comme elle est détendue et souple. C'est comme ça qu'est votre dos quand vous êtes détendu. Lorsque vous êtes détendu, l'aiguille entre plus facilement.

Comment arrivez-vous à détendre votre corps? Une Respiration profonde permet d'apaiser le corps et de détendre le dos. Inspirez profondément et laissez les épaules et le dos s'affaisser comme si vous étiez une poupée de chiffon. Faire cela plusieurs fois. En faisant cela votre enfant va pouvoir comprendre l'immense impact qu'il peut avoir sur le processus d'une manière positive.

Troisièmement, visualisez et tapotez sur toutes les peurs et les angoisses que votre enfant ressent concernant ce traitement. Cela l'aidera à se libérer de la peur qu'il a de chaque étape avant qu'il ne reçoive réellement l'injection. Voici comment procéder: votre enfant visualise l'ensemble de la procédure du début à la fin et tapote sur n'importe quelle étape de l'angoisse l'une après l'autre jusqu'à ce qu'il puisse imaginer supporter calmement le traitement du début à la fin. Si l'enfant peut l'imaginer et le voir dans sa tête d'abord, c'est beaucoup plus facile ensuite de vivre la procédure.

Par exemple: Demandez à votre enfant d'imaginer qu'il va avoir une ponction lombaire. Tapotez jusqu'à ce que toutes les craintes aient disparu. Demandez à votre enfant de s'imaginer se dirigeant vers la salle de soin. Tapotez jusqu'à ce que votre enfant soit à nouveau calme. Demandez lui de s'imaginer montant sur la table de soin. Tapotez sur toutes les craintes pour les effacer. Demandez-lui d'imaginer le médecin qui entre. Tapotez pour éliminer les craintes. Faites-lui imaginer le médecin qui lui nettoie le dos avec le liquide froid de stérilisation. Tapotez pour effacer toutes les craintes. Demandez-lui d'imaginer le médecin avec l'aiguille. Tapotez pour éliminer toutes les craintes. Demandez à votre enfant d'imaginer l'injection elle-même. Tapotez sur toutes les craintes. Demandez-lui d'imaginer la fin de l'injection et de se voir retourner dans son lit. Tapotez pour effacer toutes les peurs ou les douleurs. Puis, demandez à votre enfant encore de passer en revue toutes les phases du traitement, tout en tapotant jusqu'à ce qu'il n'y ait plus de peur ou de pensée de douleur en visualisant l'ensemble du processus.

Cette visualisation est une étape très importante car elle prépare votre enfant émotionnellement, mentalement et physiquement à ce qui va se passer. Cela signifie qu'il n'y aura aucun choc, aucune peur ou surprise quand cela se produira réellement. Tout sera exactement comme il l'avait imaginé, et cela va l'aider à être calme et se sentir maître de la situation.

Dans de nombreux cas, des sentiments de peur, d'anxiété ou de traumatisme résultent d'une sensation d'impuissance. Ne pas savoir ce qui va nous arriver, ou sentir que nous sommes incapable d'y faire quoi que ce soit, peut être très effrayant - à la fois pour les adultes et les enfants! La visualisation et le Tapping sont deux outils fantastiques que nous pouvons utiliser pour nous donner ce pouvoir, nous aider à nous sentir calme et à maîtriser la situation. Il nous devient alors possible de nous détendre, même dans des situations potentiellement difficiles ou stressantes.

Maintenant, la quatrième étape consiste à tapoter avec votre enfant au cours de la procédure réelle, pour que tous les deux vous restiez calmes. En raison de l'espace restreint dans la plupart des salles de soins et du positionnement du corps, il peut être plus facile si vous – le parent- tapotez sur votre enfant. Tapotez sur les points que vous pouvez atteindre, qui pourront être seulement le point sur le dessus de la tête ou le point karaté. Ce n'est pas grave. Tapotez en continu durant tout le processus. Rappelez à votre enfant de respirer profondément et d'essayer de visualiser quelque chose qui, pour lui, est relaxant et joyeux - par exemple, un champ vert et un ciel bleu, la plage, un jouet préféré, un ami extraordinaire, leur dernière fête d'anniversaire ou des vacances d'été , tout ce qu'il aime.

Enfin, tapotez après que le traitement soit terminé, de sorte que toute douleur et traumatisme vécus puissent être libérés immédiatement. Avec le Tapping, les enfants se détendent normalement et libèrent la douleur en 2-3 minutes et beaucoup s'endorment calmement. Ce Tapping permet au corps d'oublier le traumatisme.

Quelques exemples concrets: Rodolfo a constaté qu'avec le Tapping, sa douleur était cinq fois moins grande que lors des précédentes injections lombaires. Rodrigo avait l'habitude de prendre des calmants pour que les médecins puissent s'approcher de lui. Mais après le Tapping, il a accepté qu'ils lui fassent la ponction lombaire. Sergio redoutait tout le temps les ponctions lombaires, mais maintenant cela fait partie de la routine. Janeth rentre tranquillement dans la salle et reçoit sa ponction lombaire sans histoire ni inquiétude maintenant, grâce au Tapping.

Dans l'histoire suivante, Brenda avait peur de la ponction lombaire. Vraiment peur. Je lui ai appris comment faire le Tapping pour que ce soit plus facile. Cette histoire de Tapping est basée sur son expérience. Brenda s'est servie d'un animal de puissance, tout comme Diego l'avait fait dans "Le Dragon aux Flammes d'Amour." Vous pouvez revenir en arrière et revoir cette histoire si vous avez oublié comment utiliser un animal de puissance. L'animal de puissance de Brenda est un dauphin, parce qu'il lui donne la sensation d'être libre.

L'ÉCHELLE DE 0 À 10

Vous pouvez utiliser une échelle pour déterminer l'intensité de la douleur ou de la peur ressenties. L'échelle est une échelle simple de chiffre de 0-10, où 0 signifie pas de peur ou de douleur du tout et 10 c'est l'émotion ou la douleur maximum ressenties. Chaque chiffre entre les deux est une valeur intermédiaire. Si votre enfant est trop jeune pour répondre avec un chiffre précis, demandez-lui d'étirer ses mains pour montrer l'importance de sa souffrance. Les mains jointes ça signifie 0 et complètement étirées 10.

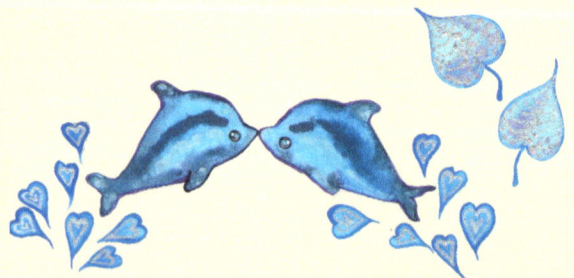

Demandez à l'enfant l'intensité de la douleur ou de la peur qu'il ressent. Il s'agit d'une réponse subjective, mais elle peut être utilisée périodiquement tout au long du Tapping pour aider l'enfant à prendre conscience de la diminution de la douleur ou de la peur. Cela permet à l'enfant de se sentir mieux. Parfois, le chiffre augmente avant de diminuer, pas de problème. Si le nombre ne change pas du tout, alors vous devez utiliser des mots différents ou vous devez trouver ce qui d'autre ne va pas.

LA GRANDE PEUR DE BRENDA

Brenda a tapoté avec moi pour se préparer à une ponction lombaire. Tout d'abord, je lui ai demandé d'imaginer qu'elle allait devoir subir le traitement. Elle a répondu aux questions suivantes: Que ressens-tu? Sa réponse a été "de la peur". De quelle taille est ta peur? Sur une échelle de 0-10 la réponse de Brenda fut un 9. Ensuite, elle tapota, en disant les phrases suivantes. Tu peux le faire aussi.

TOUR 1

Tapote sur le point karaté en disant:
Même si j'ai peur d'avoir une ponction lombaire, ça fait tellement mal, je suis un enfant très bien.
Même si je ne veux pas avoir une aiguille dans le dos, parce que ça me fait peur, je suis un enfant super.
Même si je crains que ça me fasse mal quand ils vont me mettre une aiguille dans le dos, je suis un enfant fabuleux.

Sourcils: Je m'imagine avoir une ponction lombaire.
Coin de l'oeil: J'imagine ce que je ressens.
Sous l'oeil: J'ai peur. (Ou nommer l'émotion qui monte.)
Sous le nez: J'ai peur que ça me fasse mal.
Menton: Ça m'a fait mal dans le passé.
Clavicule: Je suis sûr que ça va faire mal encore.
Sous le bras: Je n'aime pas qu'on me pique dans le dos.
Dessus de la tête: L'infirmière me met une pommade dans le dos, mais ça me fait toujours mal.

TOUR 2

Sourcils: J'ai peur. Cette peur est tellement grande.
Coin de l'oeil: Ça me fait déjà mal et je ne suis même pas encore entrée dans la salle de soin.
Sous l'oeil: Je m'inquiète de savoir à quel point ça va faire mal.
Sous le nez: Je ne veux pas avoir mal.
Menton: J'ai peur.
Clavicule: J'ai peur d'aller là-bas. Ça fait mal quand ils me piquent dans le dos.
Sous le bras: Je n'aime pas ça. J'ai peur. Je n'aime pas à quel point ça fait mal.
Dessus de la tête: J'ai tellement peur de ça.

TOUR 3

Sourcils: Mes jambes se paralysent.

Coin de l'oeil: J'ai mal au dos.

Sous l'oeil: C'est pénible d'être tout en boule.

Sous le nez: Mon corps souffre de rester assis comme ça.

Menton: Je ne veux pas qu'on me pique.

Clavicule: Ça me fait tellement peur.

Sous le bras: J'ai peur que ça me fasse mal.

Dessus de la tête: C'est ma plus grande peur - que ça me fasse mal.

Sur l'échelle de 0-10, la peur de Brenda était maintenant descendue à 6.

J'ai fait imaginer à Brenda sa peur comme s'il s'agissait d'une couleur. La couleur représentait symboliquement la douleur. Votre enfant peut choisir n'importe quelle couleur qui lui vient à l'esprit.

TOUR 4

Sourcils: Cette grande peur est noire. (Mettez la couleur que votre enfant imagine.)

Coin de l'oeil: Ce noir horrible dans mon dos.

Sous l'oeil: Ce noir est tellement GRAND.

Sous le nez: Il est aussi GRAND que ma peur.

Menton: Ce noir me crispe.

Clavicule: Ce noir me rend tout tendue.

Sous le bras: Cette grande peur noire en moi.

Dessus de la tête: Elle est tellement GRANDE. Ce noir grand et moche.

TOUR 5

Sourcils: Je n'ai pas besoin d'avoir ce noir.

Coin de l'oeil: Je peux prendre la peur noire et moche et la jeter.

Sous l'oeil: Je jette tout le noir à la poubelle.

Sous le nez: Je jette toute la peur noire à la poubelle.

Menton: Ce noir ne peut pas rester-là si je ne lui permets pas.

Clavicule: Je prends le noir et je le jette.

Sous le bras: Avec lui, la peur s'en va, aussi.

Dessus de la tête: Toute la peur et le noir vont à la poubelle.

J'ai demandé à Brenda d'imaginer à nouveau qu'elle entrait dans la salle de soin. Quelle est la taille de sa peur maintenant? Pour Brenda, elle était à 4. Si votre enfant ressent toujours de la peur, revenez en arrière et tapotez à nouveau jusqu'à ce que la peur ait disparu. C'est parfaitement normal de faire de nombreux tours de Tapping jusqu'à ce qu'une peur disparaisse. La chose importante est de s'en débarrasser complètement.

Continuez à vérifier le chiffre et la couleur pour voir s'ils changent au cours de la procédure. Habituellement, quand vous tapotez sans vous arrêter le chiffre descend, descend jusqu'à ce qu'il arrive à zéro et tout a disparu; la couleur change en une couleur moins laide / effrayante et puis, en de jolies couleurs plus joyeuses avec des associations plus positives pour l'enfant. Remarque: Ne suggérez pas un chiffre ou une couleur à votre enfant. Laissez-le décider lui-même de ce qu'il veut, même si ça lui demande un certain temps pour le trouver. Normalement, le premier chiffre ou la première couleur qui apparaissent dans leur tête est la "bonne" réponse.

J'ai vérifié avec Brenda pour voir ce qu'il en était de la peur. Avait-elle peur d'entrer dans la salle? De monter sur la table de soin? Est-ce que c'était le liquide froid, que le médecin utilisait pour nettoyer son dos? Est-ce que c'était la pression des doigts sur son dos? Est-ce que c'était l'aiguille elle-même? Ou encore une autre chose que celles-là?

Dans le cas de Brenda c'était la peur de l'aiguille. Elle pensait qu'elle était énorme. Nous avons tapoté pour que cette grosse aiguille laide et douloureuse devienne minuscule et douce.

TOUR 6

Sourcils: Cette énorme aiguille. Elle me fait peur.

Coin de l'oeil: Cette énorme aiguille. Je ne l'aime pas.

Sous l'oeil: Je pense que cette aiguille est énorme. Elle me paraît énorme.

Sous le nez: J'ai peur de cette grosse aiguille.

Menton: Cette grosse aiguille fait tellement mal que je ne veux pas d'une ponction lombaire.

Clavicule: Je tremble de peur à cause de cette aiguille. Je ne veux pas ressentir cette peur.

Sous le bras: Je veux trouver un moyen de me débarrasser de cette peur.

Dessus de la tête: Je veux trouver un moyen de ne pas avoir peur d'elle.

TOUR 7

Sourcils: Je peux utiliser le Tapping et la puissance de mon imagination pour changer ce que je ressens avec cette aiguille.

Coin de l'oeil: Je crois que l'aiguille est énorme, mais en fait elle n'est pas si grosse que ça.

Sous l'oeil: Je tapote et j'imagine que la grosse aiguille devient de plus en plus petite, elle revient à sa taille réelle.

Sous le nez: Je prends l'énorme aiguille et je la rends de plus en plus petite. J'ai une télécommande magique et je peux la rendre aussi petite que je veux.

Menton: Elle est grosse dans ma tête, mais en fait elle n'est pas si grosse dans la réalité.

Clavicule: En fait, elle est assez fine.

Sous le bras: Je peux supporter une aiguille fine. Je peux me détendre avec une aiguille fine.

Dessus de la tête: Je me détends et elle entre juste comme il faut, à l'endroit exact. Je ne la sens même pas entrer.

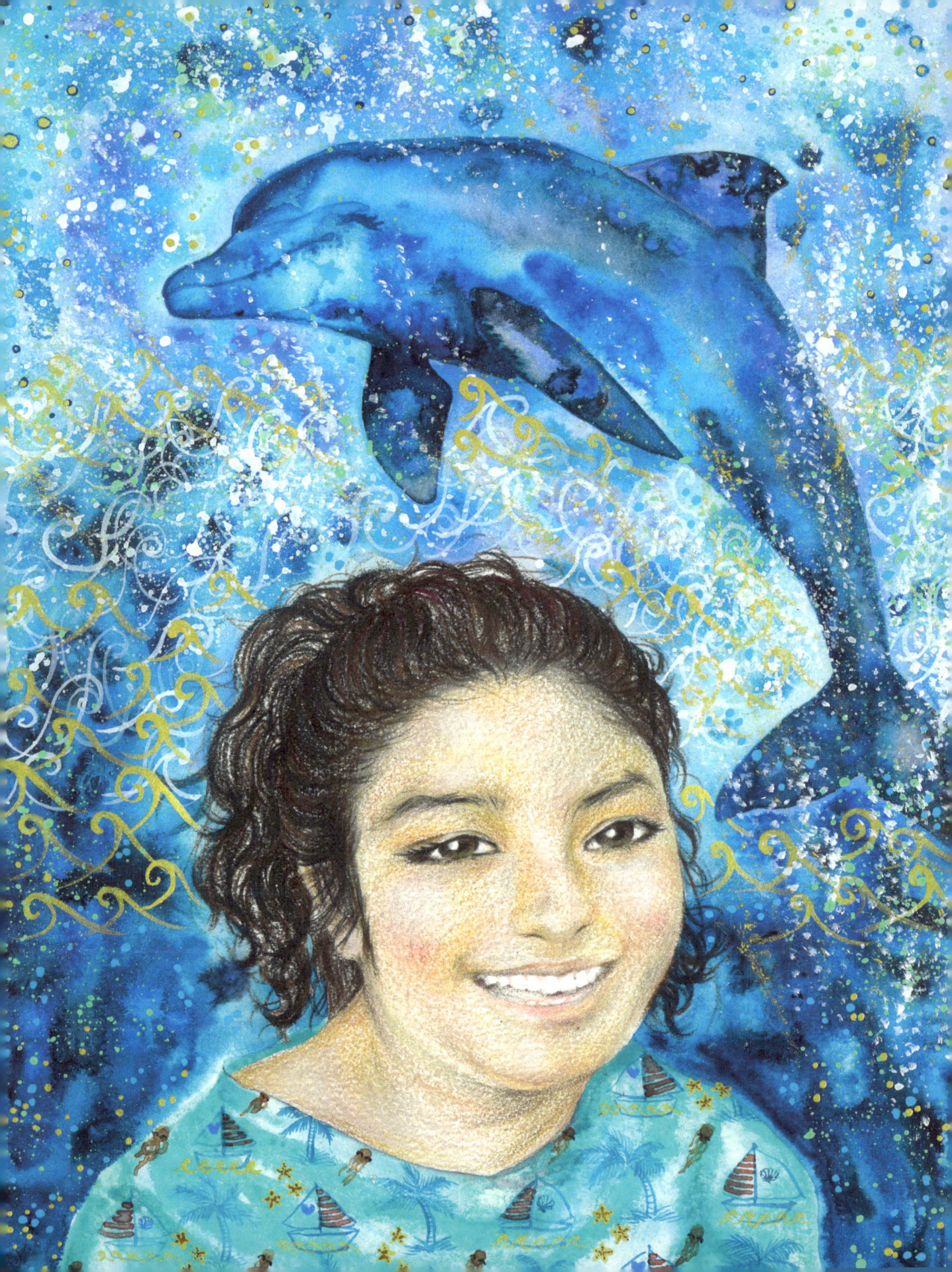

J'ai demandé à Brenda ce qu'elle pensait de l'aiguille maintenant. Elle m'a dit qu'elle avait l'impression qu'elle était plus fine et ce qui lui faisait croire qu'elle pourrait rentrer facilement. Sa peur était tombée à 2. J'ai décidé que Brenda amène son animal de puissance. Rappelez-vous que dans le cas de Brenda, c'est le dauphin donneur de liberté, mais l'animal de puissance de votre enfant pourrait être quelque chose de complètement différent.

TOUR 8

Sourcils: Je prends mon animal de puissance avec moi aussi.

Coin de l'oeil: Je prends mon dauphin avec moi parce qu'alors je me sens puissante.

Sous l'œil: Le dauphin est tellement heureux et libre.

Sous le nez: Le dauphin me permet d'être plus détendue comme si je nageais dans la mer.

Menton: Le dauphin me sourit et ça me fait rire.

Clavicule: La joie du dauphin m'aide aussi à me détendre.

Sous le bras: Mon dauphin me rappelle que je peux choisir d'être calme.

Dessus de la tête: Mon dauphin me rappelle que ça peut toujours aller mieux que j'imagine.

La peur de Brenda est tombée à 0. Elle était maintenant prête. Et toi – es-tu prêt? Votre enfant est-il prêt? Si sa peur est à 0, alors félicitations! Il est prêt à subir le traitement. N'oubliez pas de tapoter avec votre enfant lorsque vous êtes dans la salle de soin. Peut-être qu'il n'est possible de tapoter que sur leur point karaté ou le dessus de la tête ou même certains points du visage, mais ce n'est pas grave. Tapotez où vous pouvez, afin que tous les deux vous restiez aussi calme que possible. Si vous ne vous sentez pas calme, alors tapotez un peu plus jusqu'à ce que vous vous sentiez calme.

J'ai aidé Brenda à se sentir encore plus à l'aise en faisant plus de Tapping juste avant qu'elle ne rentre en salle de soins. Faites ce que Brenda et moi avons fait. Visualisez la façon dont vous voulez que la procédure se déroule. Puis allez faire votre traitement calmement. N'oubliez pas de tapoter sur votre enfant ou de l'aider à se tapoter pendant le traitement.

TOUR 9

Même si je n'aime pas avoir une ponction lombaire, je suis un super enfant.

Même si je suis toute crispée maintenant que je suis dans la salle de soins, je respire et je me détends.

Même si je sais que cela peut faire mal, je respire profondément et je me détends.

Sourcils: Être assis ici ça me crispe.

Coin de l'oeil: J'ai peur que ça puisse être comme avant.

Sous l'oeil: Mais maintenant c'est un moment différent et ça peut être mieux.

Sous le nez: Je parle à mon corps et je lui dis de se détendre.

Menton: Je respire profondément et je secoue toute la tension de mon corps.

Clavicule: Je respire profondément et j'entre dans la meilleure situation que j'ai jamais eue.

Sous le bras: Je respire profondément et je me calme.

Dessus de la tête: Je veux être calme et comme ça tout va bien.

TOUR 10

Sourcils: Je suis forte et puissante.

Coin de l'oeil: Je suis un enfant puissant qui choisit que tout se passe bien.

Sous l'oeil: Je suis forte et j'ai mon animal de puissance avec moi, aussi.

Sous le nez: Je respire profondément et les muscles de mon dos se détendent.

Menton: Respirer profondément m'empêche d'être crispée.

Clavicule: Respirer profondément et le Tapping m'empêchent de ressentir la douleur.

Sous le bras: Quand mes muscles du dos sont détendus l'aiguille pénètre facilement.

Dessus de la tête: Je suis détendue pour que tout se passe le plus doucement possible.

TOUR 11

Sourcils: Je continue à respirer et maman et papa tapotent sur moi.

Coin de l'oeil: Je laisse le médecin tout préparer. Je suis calme.

Sous l'oeil: Je laisse le médecin nettoyer mon dos, comme ça tout est super propre.

Sous le nez: Je respire et je reste tranquille et comme ça tout va bien. Je suis calme.

Menton: Je laisse cette aiguille aller directement à l'endroit où il faut parce que je suis calme.

Clavicule: Le médecin fait rapidement le prélèvement.

Sous le bras: Le médecin met rapidement le produit et retire l'aiguille.

Dessus de la tête: Je suis tellement heureuse que ce soit fini et maintenant je peux me détendre complètement.

Une fois que ton traitement est terminé, retourne dans ton lit; tapote à nouveau pour que tout ce qui fait mal ou est douloureux disparaisse. C'est ce que Brenda a fait et elle s'est sentie beaucoup mieux. Il n'est pas nécessaire que ton corps conserve peur ou douleur après un traitement.

TOUR 12

Même si le médecin m'a enfoncé l'aiguille dans le dos et ça fait un peu mal, je suis un enfant génial. Même si mon dos est douloureux à cause de cette aiguille, je suis un enfant merveilleux. Même si mon dos souffre et que je ne peux pas bouger, je m'aime.

Sourcils: Je vais mieux. Ça n'a pas fait aussi mal.

Coin de l'oeil: Ça m'a fait encore un peu mal. Je n'aime pas ça.

Sous l'oeil: Je ne veux pas que ça fasse du tout mal.

Sous le nez: Mais c'est fini maintenant, donc je peux me détendre.

Menton: Je dis à mon dos, que c'est bien de lâcher toute la douleur.

Clavicule: Je dis à mon dos de se débarrasser de la douleur.

Sous le bras: C'est fini maintenant, mon dos peut se détendre.

Dessus de la tête: Je laisse toute la douleur s'en aller.

TOUR 13

Sourcils: Je dis à mon corps que tout est fini et qu'il peut se détendre.

Coin de l'oeil: Toute la tension dans mon dos peut partir.

Sous l'oeil: La douleur peut partir.

Sous le nez: Je dis la douleur que tout est fini et qu'elle peut s'en aller.

Menton: La douleur commence à s'éclipser.

Clavicule: Je sens que mon dos se détend.

Sous le bras: Je me sens mieux maintenant.

Dessus de la tête: Je prends une grande respiration.

TOUR 14

Sourcils: Même l'endroit où l'aiguille a pénétré mon dos se détend.

Côté de l'oeil: C'est comme si mon dos soupirait et lâchait toute la douleur et la tension.

Sous l'oeil: Même l'endroit où l'aiguille a pénétré se détend.

Sous le nez: Je dis à mon corps que maintenant c'est terminé et qu'il peut oublier ce qui s'est passé.

Menton: C'est fini et mon corps peut l'oublier.

Clavicule: Mon dos n'a pas besoin de se souvenir de la douleur.

Sous le bras: Mon dos peut la laisser partir et se détendre.

Dessus de la tête: Tout mon corps se détend et je me sens tellement calme.

TOUR 15

Sourcils: Je vais de mieux en mieux en le faisant à chaque fois.

Côté de l'oeil: Je respire profondément et tout va mieux.

Sous l'oeil: Je suis un enfant génial, fort et puissant.

Sous le nez: Je suis tellement puissante que je peux tout faire.

Menton: Mon dos est fort et puissant aussi.

Clavicule: Ensemble, nous pouvons tout faire.

Sous le bras: Je suis un enfant génial, et je suis fort et puissant.

Dessus de la tête: Je suis tellement puissante que je peux tout faire.

TOUR 16

Sourcils: Le dauphin me rappelle que je suis puissante.

Coin de l'oeil: Puisque je suis si puissante, je peux jeter tout ce qui me dérange.

Sous l'oeil: Le dauphin me parle à la façon des dauphins et hoche la tête de haut en bas pour me dire que oui je peux sentir bien.

Sous le nez: Le dauphin et moi nous rions ensemble.

Menton: Le dauphin est toujours là pour me rappeler que je suis libre de me sentir bien.

Clavicule: J'aime me sentir bien, pour que je puisse rappeler à mon corps de se sentir bien.

Sous le bras: Mon dauphin et moi nous rigolons et nous nous sentons bien.

Dessus de la tête: Je me sens bien et mon corps aussi.

Brenda s'est complètement détendue. C'était le meilleur traitement qu'elle ait eu jusqu'à présent. Elle se sentait puissante parce qu'elle n'avait pas à avoir peur d'une ponction lombaire et elle pouvait tapoter pour se sentir mieux avant, pendant et après. Cela lui donnait la liberté, tout comme son animal de puissance, le dauphin.

Toi aussi comme Brenda, tu peux laisser partir la souffrance la douleur et le mal de ton corps. Ensuite, tu pourras te détendre et t'endormir, te réveiller comme si rien ne s'était passé. C'est la puissance du Tapping et le fait d'avoir ton animal de puissance avec toi. Appelle l'animal de puissance qui te rend fort et puissant et comme ça tes expériences avec une ponction lombaire et tout autre traitement que tu trouves angoissants ou difficiles seront plus agréables.

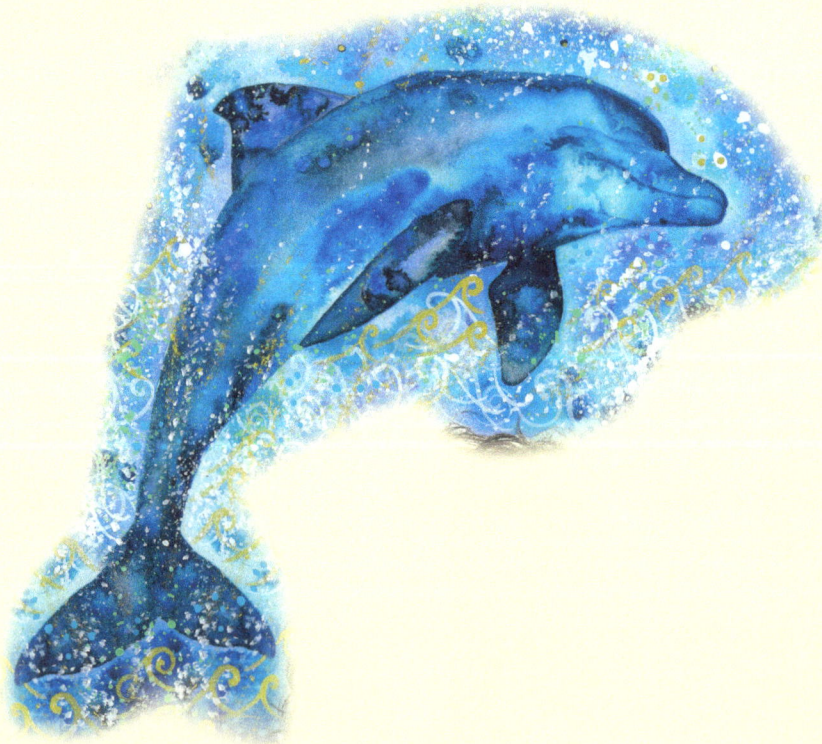

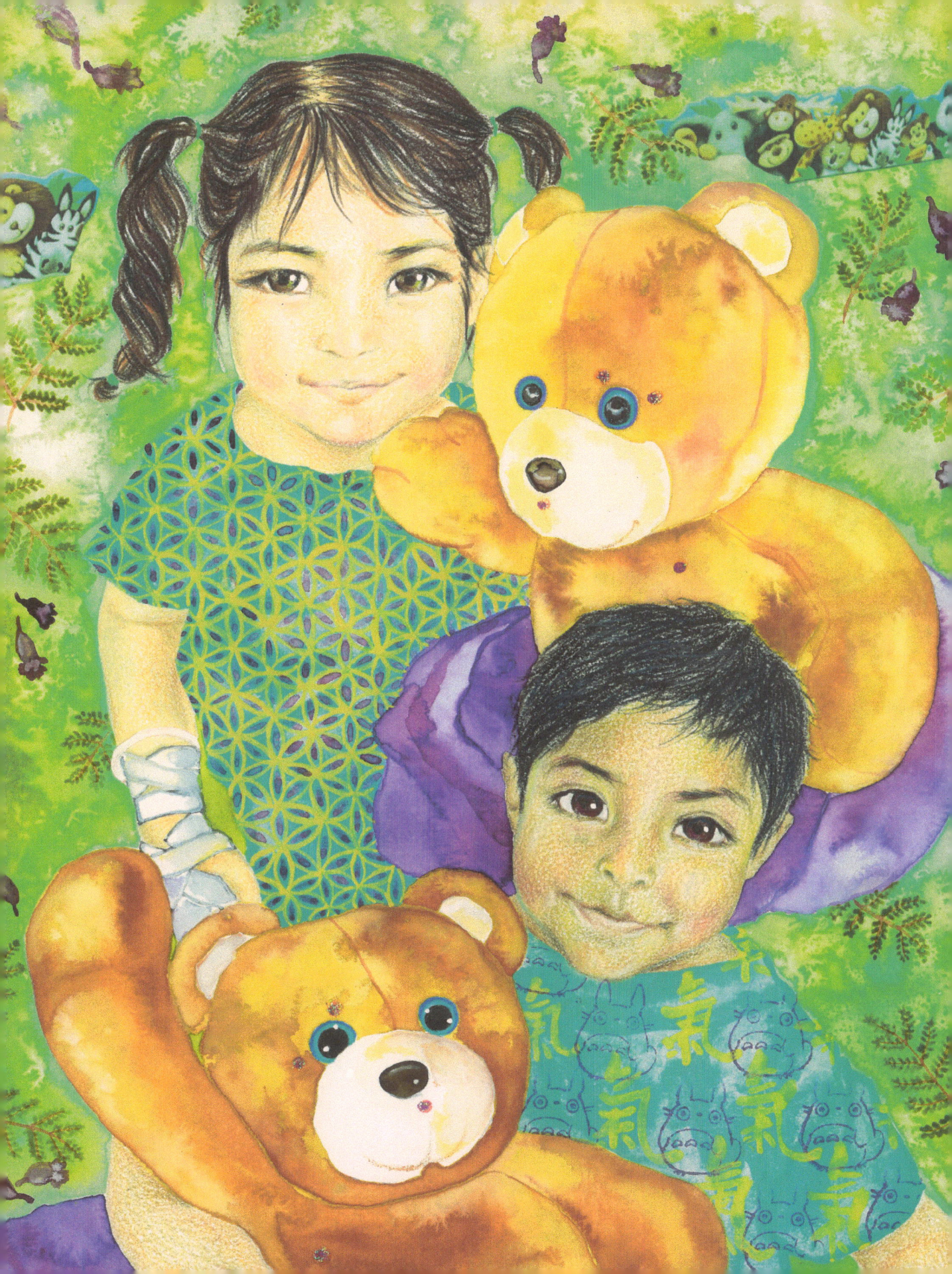

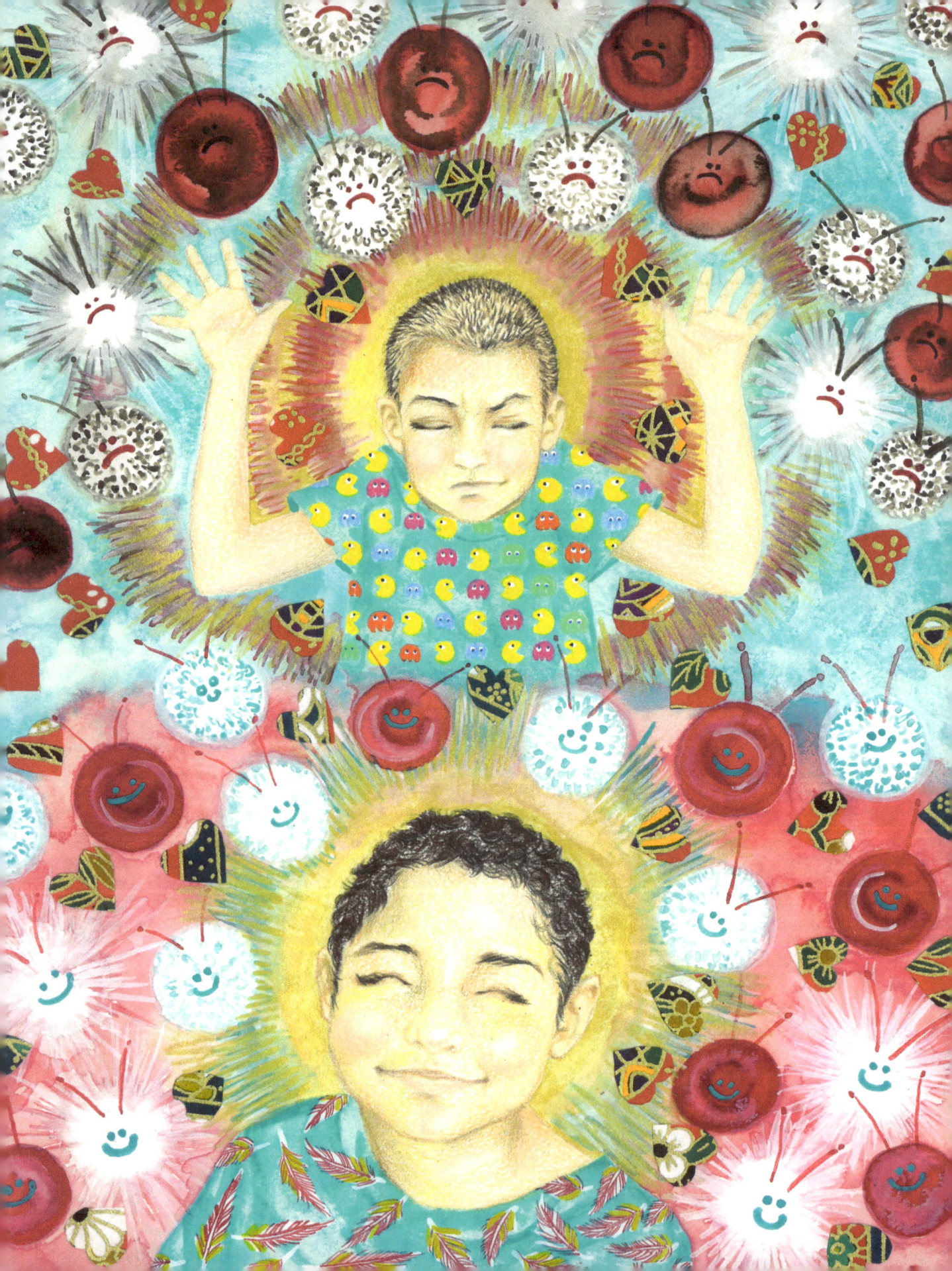

PAPOTAGE AVEC TES GLOBULES

Kevin est un jeune garçon enthousiaste et enjoué. Lui aussi a également une leucémie. Parfois, quand il se sent abattu par ses traitements ou parce que ses défenses sont faibles, lui et moi nous discutons de la façon dont nous pouvons "parler" à notre corps, à nos cellules, et aux parties en nous qui sont malades ou qui se sentent horriblement mal.

Cela a aidé Kevin à changer sa façon de voir sa maladie. Il se sent très puissant de pouvoir parler à son corps. Il se sent puissant de pouvoir être activement impliqué pour aider son corps à s'améliorer continuellement par l'envoi de messages heureux, positifs et réjouissants sur le processus de guérison quand il fait du Tapping.

Comment cela est-il possible que nous puissions "parler" à nos cellules? Tout d'abord, regardons comment les cellules "écoutent". Les cellules ont des récepteurs à la surface. Nous pouvons les considérer comme des petites antennes sur la surface de la cellule. Elles sont "à l'écoute" ou répondent à chaque signal qui leur arrive. Ces messages proviennent de ce que nous mangeons, de notre environnement (est-il sain ou toxique, joyeux ou triste?), de ce que nous pensons et ressentons, ainsi que des autres cellules qui partagent ce qui se passe dans d'autres parties du corps.

Les antennes capturent tous ces messages et les envoient à l'intérieur de nos cellules. Les cellules vont alors fabriquer toutes les substances nécessaires pour répondre à ces messages. Si tout est négatif, triste, toxique et horrible, les cellules vont recevoir un message pour créer plus de produits chimiques dans le corps pour que nous nous sentions encore plus négatif et plus triste. Quand les choses sont joyeuses, drôles et amusantes, les cellules créent plus de substances qui nous rendent encore plus heureux.

Ne t'inquiète pas si tu te sens triste ou que parfois d'horribles choses se passent autour de toi. Les cellules gèrent très bien – même dans une mauvaise situation. Elles feront de leur mieux pour trouver un moyen de nettoyer les dégâts et fabriquer des substances qui les soignent. Elles sont programmées pour faire de leur mieux pour guérir, tout le temps. Mais parfois, elles ont besoin de ton aide. Et tu peux aider tes cellules en leur envoyant de bons messages.

Les médecins savent que si tu es heureux et satisfait, ton système immunitaire va devenir plus fort et si tu es constamment triste, il deviendra plus faible. Tu peux aider tes cellules en leur envoyant de bons messages, et en ayant de bonnes pensées.

En fait, faire le choix de ce que tu penses te permet d'avoir beaucoup plus de contrôle, un peu comme un pilote décide où l'avion va aller. Dans ce cas, tu envoies des bons messages à tes cellules. Tu peux changer ENORMEMENT de choses d'abord en changeant ta façon de penser et donc, ce que tu ressens. Au lieu d'être triste et malheureux d'être malade, tu peux imaginer comment tu veux que ton corps aille mieux. *Les cellules de ton corps vont faire de leur mieux pour faire exactement ce que tu souhaites qu'elles fassent.* Cela te rend très puissant! Tu peux chanter, danser, rire, sourire, parler de choses amusantes ou parler directement à tes cellules et leur dire comment tu souhaites te sentir. Tu peux même leur envoyer beaucoup d'amour. Ce n'est pas cool ça?

Penser de façon positive, te permet, tout comme Kevin, de "parler" à tes cellules et les aider à aller mieux. Parfois, ces petites discussions sont suffisantes pour faire pencher la balance en ta faveur. C'est vraiment une bonne chose à faire.

Si tu as des problèmes de sang, c'est une bonne chose d'en savoir un peu plus sur ses composants et que tu puisses envoyer un bon message directement à tes cellules sanguines. De cette façon, tu sauras comment parler leur langue.

Kevin a une leucémie ou cancer du sang, donc nous avons regardé les cellules qui composent le sang.

Le corps a trois types de cellules sanguines: **les globules rouges, les globules blancs** et **les plaquettes**. Chacune a un travail particulier à faire.

♥ **Les globules rouges** transportent l'oxygène des poumons vers les tissus de l'organisme. Tu peux les considérer comme un grand camion-benne rouge transportant l'oxygène partout dans ton corps et qui le livre là où c'est nécessaire. C'est pourquoi la respiration profonde est tellement importante. Quand tu respires profondément, tes globules rouges récoltent plus d'oxygène à apporter dans ton corps. Et elles se sentent bien.

♥ **Les globules blancs** aident à combattre l'infection. Ils font partie des guerriers de l'organisme, ce qui signifie qu'ils font partie de notre système de défense. Il existe plusieurs types de globules blancs. Je vais parler un peu de leurs boulots.

Certains globules blancs (neutrophiles) sont en première ligne et ils sont les premiers à attaquer un envahisseur. Ils jettent une substance chimique à l'envahisseur puis l'engloutissent ou le mangent.

Un petit nombre de globules blancs dans ton corps sont comme le "Pacman" de tes défenses. Ils forment des monocytes ou macrophages qui entourent les bactéries nocives et possèdent des substances chimiques à l'intérieur qui détruisent les méchants.

Les lymphocytes forment la majeure partie du système de défense de ton sang. Les deux principaux, les lymphocytes B et les lymphocytes T, travaillent ensemble. Les cellules B reconnaissent les méchants gars envahisseurs, et les marquent. Les cellules T alors se débarrassent des méchants qui ont été marqués. Les deux travaillant ensemble sont très importants pour être en bonne santé. Il y en a d'autres qui les soutiennent dans ce travail, aussi.

Un problème se produit lorsque tes propres globules blancs tombent malades. Ils ne fonctionnent pas bien et ils ne meurent pas non plus quand ils le devraient. Alors, il peut s'en trouver un trop grand nombre dans le sang et ils ne fonctionnent pas bien. Quand une partie de tes globules blancs sont malades, les globules blancs qui sont en bonne santé ne peuvent pas bien faire leur travail. C'est ce qu'on appelle la leucémie.

♥ **Les plaquettes** ont des petits morceaux de cellules qui agissent comme de petits bouchons pour empêcher le sang de fuir par les trous des vaisseaux. Cela t'empêche de saigner, car ils forment des caillots. Tu as juste besoin de la bonne quantité de plaquettes pour qu'elles puissent remplir les trous et garder ton sang là où il est censé être. Quand elles sont basses, tu saignes du nez ou d'ailleurs aussi.

Maintenant que tu sais un peu plus comment fonctionne ton sang, tu peux suivre Kevin dans la façon dont il a utilisé ces informations pour envoyer de bons messages à son sang. Kevin se sent vraiment puissant maintenant, quand il parle de ses globules blancs. Il se sent plus fort à l'intérieur avec ses globules blancs qui l'écoutent.

Tapote avec nous pour que tes globules blancs puissent se sentir bien aussi.

TOUR 1

Les Globules Blancs

Tapote sur le point karaté et dis:

Même si une partie de mon sang est tombé malade, je suis un enfant génial.

Même si mes globules blancs ne se sentent pas bien, je suis un enfant génial.

Même si mon corps est malade, je m'aime.

Sourcils: J'ai des globules blancs malades.

Coin de l'oeil: Ils appellent ça la leucémie.

Sous l'oeil: Mes globules ne sont pas en bonne santé.

Sous le nez: Mes globules blancs sont en mauvais état.

Menton: Ils ne sont pas en bonne santé. Ils sont malades.

Clavicule: Ils ne fonctionnent pas bien.

Sous le bras: Ils ne font pas leur travail correctement.

Dessus de la tête: En ce moment, mon sang n'est pas en bonne santé et moi non plus.

TOUR 2

Sourcils: Je sais que mes globules blancs font du mieux qu'ils peuvent, tout en ne se sentant pas bien.

Coin de l'oeil: Je sais qu'ils essaient de me protéger, même quand ils sont malades.

Sous l'oeil: Je sais qu'ils font du mieux qu'ils peuvent.

Sous le nez: Je suis reconnaissant qu'ils continuent à essayer de faire de leur mieux.

Menton: C'est difficile pour mes globules blancs de bien travailler quand ils ne sont pas en bonne santé.

Clavicule: Et quand je me sens négatif, c'est encore pire pour nous deux. Je voudrais qu'ils aillent mieux pour qu'ils puissent bien travailler pour me défendre.

Sous le bras: J'aime mes globules blancs, même si ils sont en mauvais état en ce moment.

Dessus de la tête: J'aime mes globules blancs, même s'ils sont malades.

TOUR 3

Sourcils: Je peux parler à mes globules blancs. Oui, je peux faire ça.

Coin de l'oeil: J'ai le droit de parler à mes globules blancs.

Sous l'oeil: Je les vois comme des petits enfants qui veulent beaucoup d'amour et d'attention.

Sous le nez: Je leur donne de l'amour et de l'attention.

Menton: Je leur dis que je sais qu'ils ne se sentent pas bien.

Clavicule: Je leur dis qu'ils sont aimés de toute façon. Ils n'ont rien fait de mal.

Sous le bras: Ils peuvent aller mieux maintenant et moi aussi.

Dessus de la tête: C'est bien pour nous d'aller mieux ensemble. Je veux aller mieux.

TOUR 4

Sourcils: Je sais qu'ils m'écoutent.

Coin de l'oeil: Je veux qu'ils entendent des bonnes pensées de moi.

Sous l'oeil: Je veux qu'ils sachent combien je les apprécie et combien je veux aller mieux.

Menton: Je vais leur dire des choses joyeuses et amusantes tous les jours.

Clavicule: Je vais leur dire comme ils sont merveilleux.

Sous le nez: Je leur dis que je veux qu'ils soient de bons et solides défenseurs. Je leur dis qu'ils sont incroyablement extraordinaires- tout comme moi.

Dessus de la tête: Je veux me sentir bien et je veux que mes globules blancs se sentent bien, aussi.

TOUR 5

Sourcils: Je ne sais pas ce qui a pu se passer pour que mes globules ne fonctionnent pas bien.

Côté de l'oeil: Mais ce n'est pas grave, parce que je leur parle tous les jours pour aller mieux.

Sous l'oeil: Je sais que mes cellules m'écoutent, alors je leur dis ce que je veux qu'elles entendent.

Sous le nez: Je leur dis combien je les aime, combien je les apprécie et que je veux tellement qu'elles se réparent et qu'elles aillent mieux.

Menton: Je continue à leur envoyer le message que je veux qu'elles se réparent.

Clavicule: Mon corps est très intelligent et il sait comment se réparer tout seul.

Sous le bras: Je veux que mon corps ait tout ce qu'il faut pour se réparer tout seul.

Dessus de la tête: Je suis convaincu que mon corps peut se réparer tout seul.

TOUR 6

Sourcils: Je vais jouer mon rôle.

Côté de l'oeil: Je vais envoyer de bons messages à mes cellules chaque jour.

Sous l'oeil: Je vais leur envoyer des pensées heureuses.

Sous le nez: Je leur envoie des rires et des sourires.

Menton: Je leur envoie beaucoup d'amour, aussi.

Clavicule: Je leur envoie des messages heureux et je les remercie pour tout leur travail.

Sous le bras: Je leur dis comme elles sont gentilles.

Dessus de la tête: Tout comme moi, qui suis un enfant sympa.

TOUR 7 – LES GLOBULES ROUGES

Sourcils: Mes globules rouges adorent prendre l'oxygène et le mettre partout dans mon corps.

Coin de l'oeil: Je pense à respirer profondément pour les aider à le faire.

Sous l'oeil: Je prends de grandes respirations et mes globules rouges disent: "Ouais! Encore plus d'oxygène!"

Sous le nez: Ils le ramassent joyeusement et l'apportent aux parties de mon corps qui en ont besoin. Ils sont très intelligents.

Menton: Cet oxygène m'aide à me sentir en vie.

Clavicule: Mes globules rouges adorent transporter l'oxygène dans tout mon corps.

Sous le bras: Ils le déposent là où il faut et retirent les déchets.

Dessus de la tête: Je respire profondément pour les aider et je me sens plus en vie.

TOUR 8 – LES PLAQUETTES

Sourcils: Mes plaquettes sont super.

Côté de l'oeil: Ce sont les plus géniaux des petits bouchons du monde.

Sous l'oeil: Ils bouchent tous les trous qui pourraient me faire saigner.

Sous le nez: J'adore ça, elles savent exactement comment faire leur travail.

Menton: Je demande à mon corps de créer le nombre exact de plaquettes.

Clavicule: Juste ce qu'il faut pour arrêter le saignement.

Sous le bras: Ni trop, ni trop peu. Juste le nombre exact.

Dessus de la tête: Mes plaquettes me permettent d'aller mieux et je les en remercie.

TOUR 9 – TOUS LES TROIS ENSEMBLE

Sourcils: Mes défenses sont composées de mes globules blancs.

Côté de l'oeil: Elles sont aidées par mes globules rouges et mes plaquettes.

Sous l'oeil: Je suis heureux d'avoir toute une équipe de cellules qui travaillent ensemble pour que j'aille mieux.

Sous le nez: J'adore qu'elles me protègent et qu'elles fassent de leur mieux pour que je sois en bonne santé.

Menton: J'adore que mes défenses soient vraiment intelligentes.

Clavicule: Mes défenses donnent un coup de main pour que mes cellules se réparent toutes seules.

Sous le bras: Elles savent exactement comment se réparer toutes seules.

Dessus de la tête: J'aimerais qu'elles se réparent toutes seules.

TOUR 10

Sourcils: Toutes mes cellules travaillent bien ensemble. En fait, elles travaillent parfaitement! En parfaite harmonie.

Coin de l'oeil: Mes globules rouges, mes globules blancs et mes plaquettes travaillent tous en harmonie.

Sous l'oeil: C'est une équipe et elle m'aide à être en bonne santé.

Sous le nez: J'adore ça que mes globules rouges blancs, mes globules blancs et mes plaquettes travaillent ensemble comme une équipe.

Menton: C'est une super équipe qui aide toutes mes cellules à retrouver la santé et à rester en bonne santé.

Clavicule: Et ils ont tellement de plaisir à s'entre aider.

Sous le bras: J'aime les aider, moi aussi – en étant heureux!

Dessus de la tête: Je les aide en leur envoyant de bonnes pensées et beaucoup d'amour. Youpi!

TOUR 11

Sourcils: Je suis tellement fier d'elles, car elles m'aident à retrouver la santé et à rester en bonne santé.

Coin de l'oeil: Moi aussi je vais jouer mon rôle. Je vais faire partie de l'équipe.

Sous l'oeil: Je vais être positif et heureux, pour qu'elles soient encore plus fortes.

Sous le nez: Ensemble, nous allons vaincre ce problème.

Menton: Ensemble, nous allons nous défendre.

Clavicule: Ensemble, nous sommes encore plus forts que si nous travaillions chacun de notre côté.

Sous le bras: Ensemble, nous sommes vraiment une force incroyable – une force puissante et robuste.

Dessus de la tête: Ensemble, nous devenons plus fort et plus puissant – et nous construisons des globules forts et un corps solide.

TOUR 12

Sourcils: Je n'étais pas habitué à parler à mes globules blancs, mais maintenant je le fais.

Coin de l'oeil: J'aime mes globules blancs et je leur dis tous les jours.

Sous l'oeil: Je sais qu'ils ont besoin d'entendre comme on les aime.

Sous le nez: J'envoie à mes globules blancs de la lumière et de l'amour.

Menton: Je leur envoie des câlins et des baisers.

Clavicule: Je sais qu'ils veulent aller mieux. Je leur donne la permission d'aller mieux.

Sous le bras: Je veux que mes globules blancs aillent mieux.

Dessus de la tête: Si nous travaillons ensemble, nous pouvons aller mieux ensemble. Tout est possible si nous travaillons ensemble!

TOUR 13

Sourcils: J'imagine mes globules blancs entourés d'amour - d'amour rouge. (Tu peux choisir une couleur différente si tu veux- la couleur que représente l'amour pour toi, quelle qu'elle soit).

Coin de l'oeil: J'entoure chaque globule blanc d'amour ROUGE.

Sous l'oeil: Je baigne mes globules blancs dans l'amour rouge.

Sous le nez: Je ne suis pas en colère contre eux d'être malade. Au contraire je les aime.

Menton: Je sais qu'ils se sentent terriblement mal et qu'ils ont besoin de beaucoup d'amour. Tout comme moi quand je suis malade.

Clavicule: Je leur envoie plein, plein d'amour - d'amour rouge. Je leur envoie l'amour rouge parce qu'ils sont merveilleux, comme moi.

Sous le bras: Plus je leur envoie d'amour, mieux ils se sentent.

Dessus de la tête: Je les entoure de beaucoup, beaucoup d'amour rouge magnifique.

TOUR 14

Sourcils: J'envoie de l'amour à mes globules rouges.

Coin de l'oeil: J'envoie de l'amour à mes globules blancs.

Sous l'oeil: J'envoie de l'amour à mes plaquettes.

Menton: J'envoie de l'amour à toute mon équipe de défense.

Clavicule: J'envoie de l'amour à toutes mes cellules.

Sous le bras: J'envoie en particulier de l'amour aux parties de mon corps qui ne se sentent pas bien.

Dessus de la tête: Quelle super équipe - une super équipe de défense - qui travaillent tous ensemble pour que je sois en bonne santé.

Kevin se sent tellement mieux maintenant parce qu'il fait attention à ce qu'il pense et ressent. En étant positif il permet à son corps de recevoir un message qui l'aidera à se sentir mieux lui aussi. Maintenant ça c'est puissant.

Continue à dire à tes globules blancs combien tu les aimes. Envoie leur sans arrêt de l'amour rouge aussi (ou la couleur que tu as choisi). Comme un petit enfant, ils ont besoin de que tu leur rappelles combien tu les aimes et combien tu veux qu'ils fonctionnent bien. Envoie aussi de l'amour à tes globules rouges et à tes plaquettes.

Il est également important d'envoyer de l'amour et des bonnes pensées au reste de ton corps. Cela aidera ton corps à fonctionner à merveille et à se sentir plus fort et plus heureux. En envoyant de l'amour à ton corps, tu maîtrises ce que tu ressens et ça te rend puissant. Et quand tu es puissant, des choses incroyables se produisent.

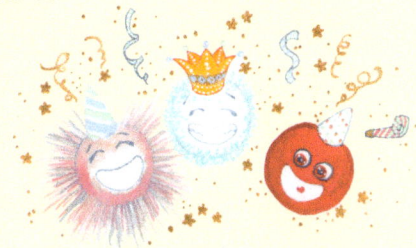

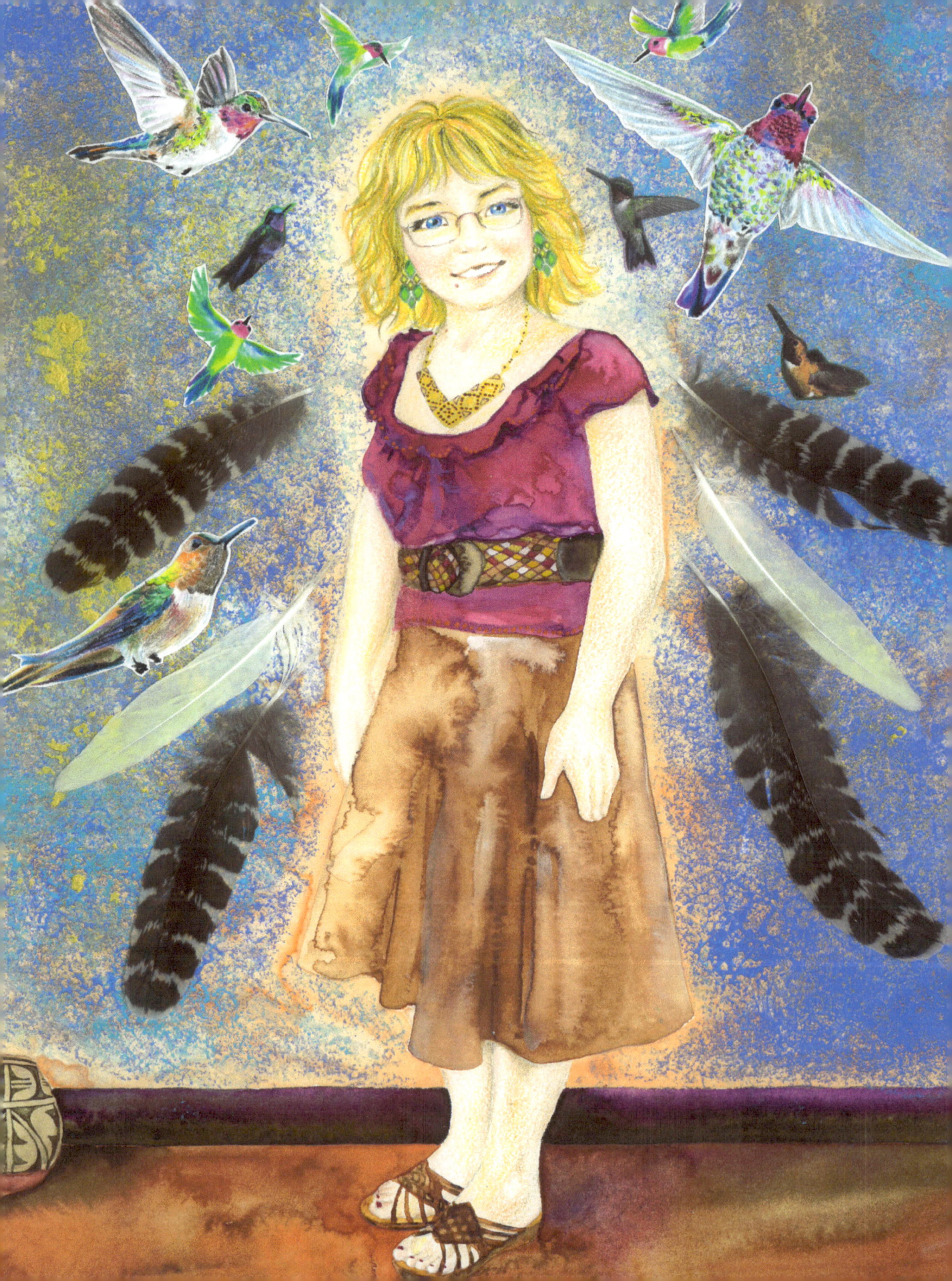

CONCLUSION

Au regard de mes expériences personnelles, de mon travail avec tant d'enfants souffrant d'une maladie grave, je sais que gérer l'émotion peut avoir un impact énorme sur la façon dont un enfant se comporte lors des traitements. En fin de compte, cela change tout le processus et le ressenti du traitement, ainsi que ses résultats. Peu importe ce qui se passe, si un enfant se sent aimé, choyé et reconnu, alors un vrai cadeau lui est offert. S'il sent qu'il peut jouer un rôle actif dans son propre rétablissement et peut choisir consciemment de ressentir de la joie et du bonheur plutôt que de la douleur et de la souffrance, cela lui redonne de l'espoir. Bien que ce ne soit pas toujours facile d'en évaluer les effets, il est clair que de se sentir plein d'espoir, positif et calme est essentiel à tout processus de guérison.

Des changements positifs commencent aussi à s'opérer au niveau du corps. Les relations familiales s'améliorent également avec l'EFT ou Tapping, et s'enrichissent via le processus de guérison, plutôt que d'être détériorées ou détruites par la le stress.

Dans les récits qui sont rapportés ici, j'ai associé le tapotement à la verbalisation des changements physiques souhaités. Cette association est puissante, car elle fonctionne à de très nombreux niveaux. Par conséquent, cela peut avoir un impact profond sur la façon dont le corps guérit.

Donner un rôle actif dans ce processus à votre enfant est capital. Il aura une idée de la façon dont le corps guérit et pourra voir comment ses mots, ses pensées et ses sentiments affectent ce qui se passe dans son corps. Il devient un participant actif dans son processus de guérison. Quel outil puissant dans ses mains!

L'épigénétique est le lien entre l'esprit et de la génétique. Selon Bruce Lipton, Ph.D, lorsque vous modifiez votre comportement, vous reprogrammez aussi votre génétique. Ainsi, l'épigénétique montre que le corps réagit à notre façon de penser, de ressentir et à ce que l'on vit - même à ce que l'on mange. Ce sont tous les messages envoyés aux cellules de notre corps, qui réagissent ensuite en produisant les substances auxquelles le corps doit répondre de manière appropriée.

En envoyant un message positif au corps vous lui permettez de créer des substances curatives. N'oubliez pas d'être persévérant et d'avoir la foi. Persévérer dans l'envoi des messages positifs à nos cellules est vraiment important. Cela permet aux messages « porte-toi-mieux » de pénétrer dans le corps de façon efficace. Cette sorte d'«encouragement» soutient le système immunitaire et permet de prendre soin de son corps.

Mon désir le plus sincère est que ce livre soit à votre service. J'espère qu'il vous aidera et vous accompagnera sur ce chemin. Que la technique développée dans ce livre puisse vous conduire à être responsable de votre propre vie, de vos émotions et de leurs effets, améliorant ainsi au quotidien la qualité de votre vécu et de celui de vos enfants. Plus important encore, que les récits racontés ici remplissent votre cœur d'amour. Merci de les avoir lus.

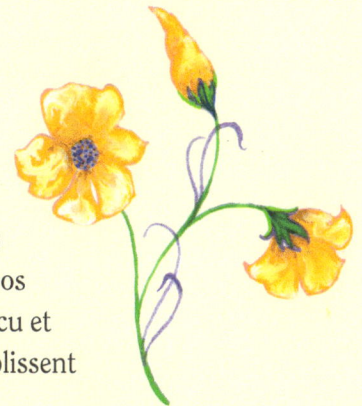

LES OBJECTIFS DE DEBORAH ET COMMENT VOUS POUVEZ Y PARTICIPER

Je me consacre à aider au moins un million d'entre vous, hommes, femmes et enfants – pour la prévention de toute future maladie (mentale, émotionnelle ou physique) à l'aide des méthodes les plus simples, les plus faciles à utiliser et les plus économiques. Je souhaite que vous soyez heureux, en bonne santé et réussissiez. Mon but est de vous donner les moyens d'avoir la capacité de vous libérer de vos peurs, angoisses, traumatismes anciens, croyances et modèles de l'enfance qui vous empêchent d'avancer et en conséquence de renforcer la confiance en soi et l'amour de soi. En outre, je suis passionnée par l'idée de vous apprendre à utiliser ces méthodes très accessibles qui offrent à chaque personne la possibilité de prendre des décisions sages qui permettent au corps de se régénérer et de se rétablir tout seul, émotionnellement et physiquement.

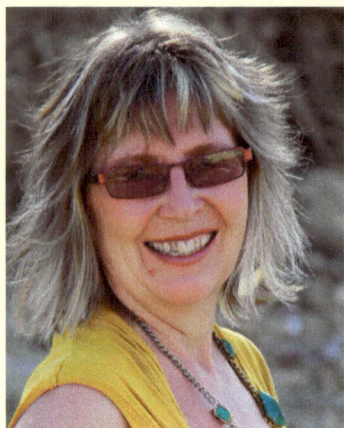

A PROPOS DE L'AUTEUR

Deborah D. Miller a un doctorat en biologie cellulaire et moléculaire, et vit actuellement à Oaxaca, au Mexique. Sa passion est d'aider les autres à se libérer des charges émotionnelles et des traumatismes de leur vie, en particulier ceux de l'enfance. Ce qu'elle fait habilement en utilisant son esprit scientifique et son intuition.

Deborah est experte et Formatrice en EFT certifiée par le fondateur de l'EFT (Gary Craig), AAMET et l'Association espagnole EFT (AHEFT). Elle est Deeksha Giver, Maître Reiki, Guide de nutrition et Guide de motivation personnelle. Elle comprend la nécessité de travailler avec les aspects émotionnels sous-jacents des "mal-a-dies" dans le corps et la nécessité de nettoyer et nourrir le corps physique. Son parcours personnel dans le renforcement de son propre système immunitaire offre son expérience pratique aux exigences nécessaires pour améliorer le niveau d'énergie et de santé.

Deborah a commencé le bénévolat dans dans l'aile des enfants cancéreux de l'Hôpital général Aurelio Validivieso à Oaxaca, Mexique, en Septembre 2007. Elle a appliqué l'EFT et d'autres techniques d'énergie aux enfants, aux parents et aux infirmières pour les aider à réduire le stress, la peur et l'angoisse et à améliorer leur santé mentale et émotionnelle. Elle fait ce travail d'une manière qui est complémentaire aux traitements donnés par l'hôpital. Donner à ces enfants des outils pour gérer leurs émotions a conduit à une véritable passion pour aider de plus en plus d'enfants dans le monde entier.

POUR PLUS DE CONTACT, CONSULTATION ET INFORMATION

Deborah D. Miller, Ph.D.
www.FindTheLightWithin.com
www.OaxacaProject.com
ddmiller7@FindTheLightWithin.com
713 893 3440 États-Unis
951 515 3332 au Mexique

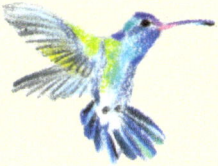

LES CHOSES QUE VOUS POUVEZ FAIRE

♥ Tapoter tous les jours.

♥ Travailler avec un praticien EFT formé pour libérer vos principaux problèmes émotionnels.

♥ Tapotez avec vos enfants de façon ludique.

♥ Partagez le pouvoir du Tapping EFT:
   – Dites à vos amis ce qu'il a fait pour vous!
   – Montrer- leur comment tapoter.
   – Envoyez-les à un praticien EFT.
   – Continuez à tapoter régulièrement. Les avantages extraordinaires auront une incidence non seulement vous, mais aussi ceux qui vous entourent!

♥ Organisez des Soirées Tapping ! Rassemblez un groupe de personnes qui veulent tapoter ensemble! - peut-être pour du perdre du poids, ou aborder le stress. Ou tout simplement se réunir pour tapoter sur des phrases positives pour le plaisir et le bien-être!

♥ N'hésitez pas à me contacter pour mener votre première Soirée de Tapping, ou donner des instructions à un groupe que vous avez organisé pour utiliser l'EFT sur les maladies graves.

♥ Abonnez-vous à ma newsletter à www.FindTheLightWithin.com.

♥ Faites don de ce livre à une famille dans le besoin, ou à un hôpital pour enfants.

♥ Faites don de séances d'EFT avec un professionnel à un enfant atteint de cancer.

♥ Si vous êtes praticien EFT, faites don de vos services de Tapping à une famille dans le besoin.

♥ Faites d'autres activités de soutien visant à améliorer les problèmes d'alimentation de votre famille et à renforcer le système immunitaire. Inscrivez-vous à mes cours, "Légumes Fermentés" et "Boissons Vertes." Tapoter, Manger et boire votre chemin vers la santé!

REJOIGNEZ-NOUS POUR CRÉER UNE COMMUNAUTE MONDIALE DE TAPPING EFT

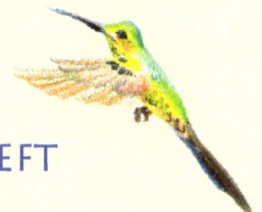

REFERENCES

Church, D. (2013). EFT clinique en tant que Pratique Fondée sur des Preuves pour le Traitement de Problèmes Psychologiques et Physiologiques. Psychology, 4 (8).

Church, D., Hawk, C., Brooks, AJ, Toukolehto, O., Wren, M., Dinter, I., & Stein, P. (2013). Amélioration des Symptomes des Traumas Psychologique des Vétérans en Utilisant Emotional Freedom Techniques. Journal of Nervous andMental Disease, 201 (2), 153-160.

Church, D., & Books, A. (2010). Application des Techniques de Libération émotionnelle. Médecine intégrative: *A Clinician, Journal* Aug / Sep, 46-48

Church, D., Geronilla, L, & Dinter, I. (2009). Changement des symptômes psychologiques chez les vétérans après six séances d'Emotional Freedom Techniques (EFT): une étude observatoire. [article de revue Électronique]. *International Journal of healing and Caring*, 9 (1).

Church, D Yount, G., & Brooks, A. (2012). L'effet de l'Emotional Freedom Techniques (EFT) sur la Biochimie du stress: Un essai contrôlé randomisé. *Journal of Nervous and Mental Diseases*, 200 octobre (10), 891-6.

Feinstein, D. (2012). Stimulation de points d'acupuncture dans le traitement des troubles psychologiques: Preuves de l'Efficacité. *Review of General Psychology,* 16, 364-380.

Feinstein, D. (2010). Traitement rapide de SSPT: Pourquoi l'Exposition Psychologique avec les Points d'acupuncture de Tapping Peut être Efficace. *Psychotherapy: Theory, Research, de Pratique, Training*, 47 (3), 385-402.

Feinstein, D. (2008). Energy Psychology: Un Examen de la Preuve Préliminaire. *Psychothérapie: Psychotherapy: Theory, Research, Practice, Trainin*, 45 (2), 199-213

Feinstein, D. (2008). Psychologie de l'énergie pour les soulagements en cas de catastrophe. *Traumatology*, 14, 124-137.

Feinstein, D., & Eden, D. (2008). Six piliers de la médecine énergétique: les forces cliniques d'un paradigme complémentaire. *Alternative Therapies*, 14 (1), 44-54.

Gruder, D. (2012). Controverse Revue de Recherche 2008 Publication en psychothérapie Trouve un nouveau soutien. Psychotherapy Bulletin. Official Publication of Division 29 of the American Psychological Association, Volume 47, Numéro 3.

Lipton, B. (2008). *La Biologie des Croyances:* Libérer la puissance de la conscience, Matter & Miracles. Droits d'auteur original © 2005 par Bruce Lipton. Le droit d'auteur révisé © 2008 par Mountain of Love Productions.

Moore, K.L., et Agur, A.M. (2007). Essential Clinical Anatomy: Third Edition. Baltimore Troisième édition. Baltimore: Lippincott Williams & Wilkins 42.

Waitem W., & Holder, M. (2003). Évaluation de l'Emotional Freedom Technique: un traitement alternatif pour la peur. The Scientific Review of Mental Health Practice (2) 1.

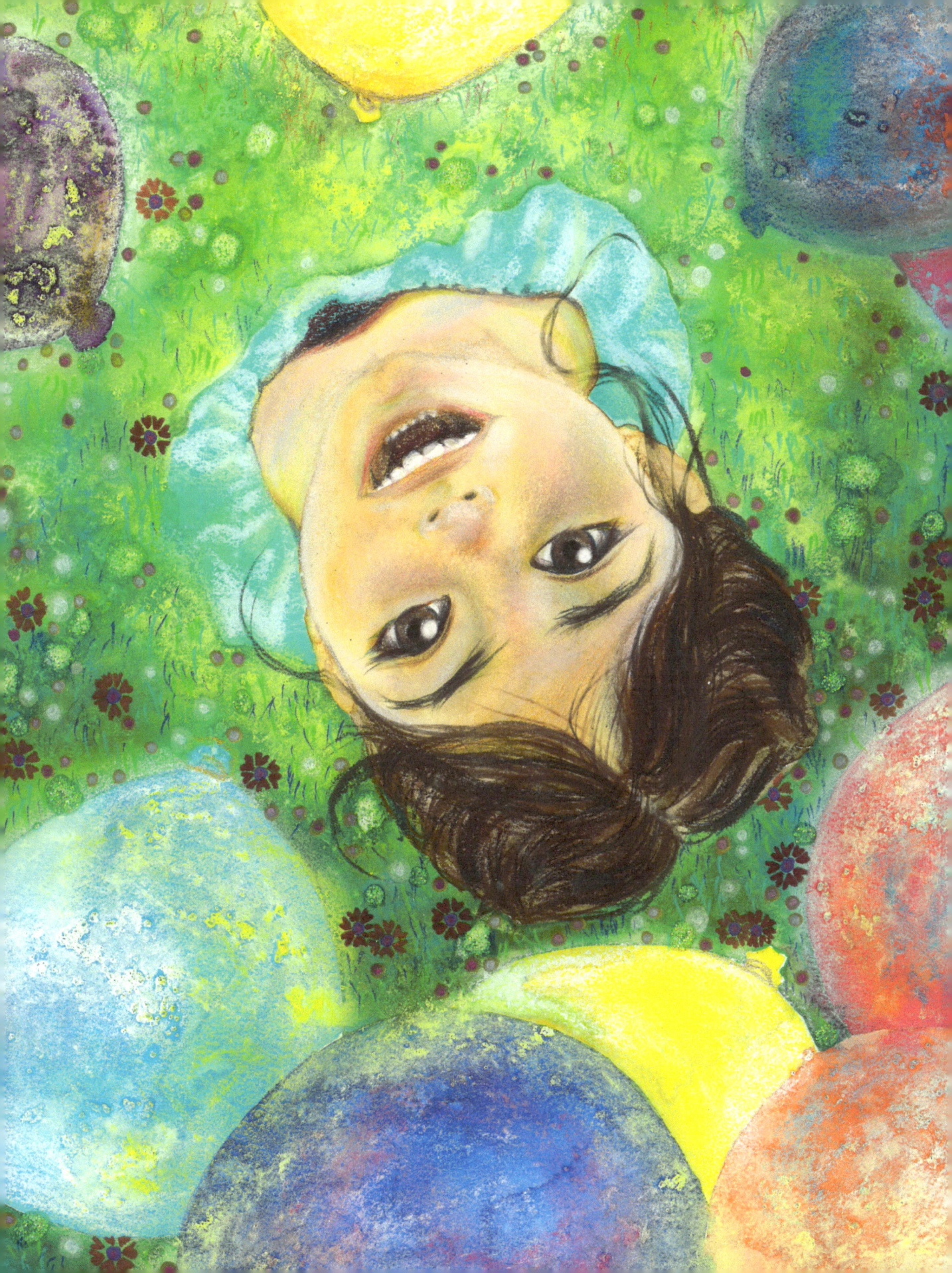